RAPPORT MÉDICAL

SUR

L'ASILE PUBLIC DES FEMMES ALIÉNÉES

DE BORDEAUX

Pour l'année 1862

PAR A. BAZIN

médecin en chef,

professeur d'anatomie, de physiologie comparées et de zoologie à la Faculté des Sciences :
membre de la Société de Médecine de Bordeaux,
de la Société Médico-psychologique et de la Société d'Anthropologie de Paris :
président honoraire de la Société Linnéenne ;
membre de la Société des Sciences physiques et naturelles de Bordeaux, etc.

BORDEAUX

IMPRIMERIE GÉNÉRALE D'ÉMILE CRUGY

16, rue et hôtel Saint-Siméon, 16.

1865

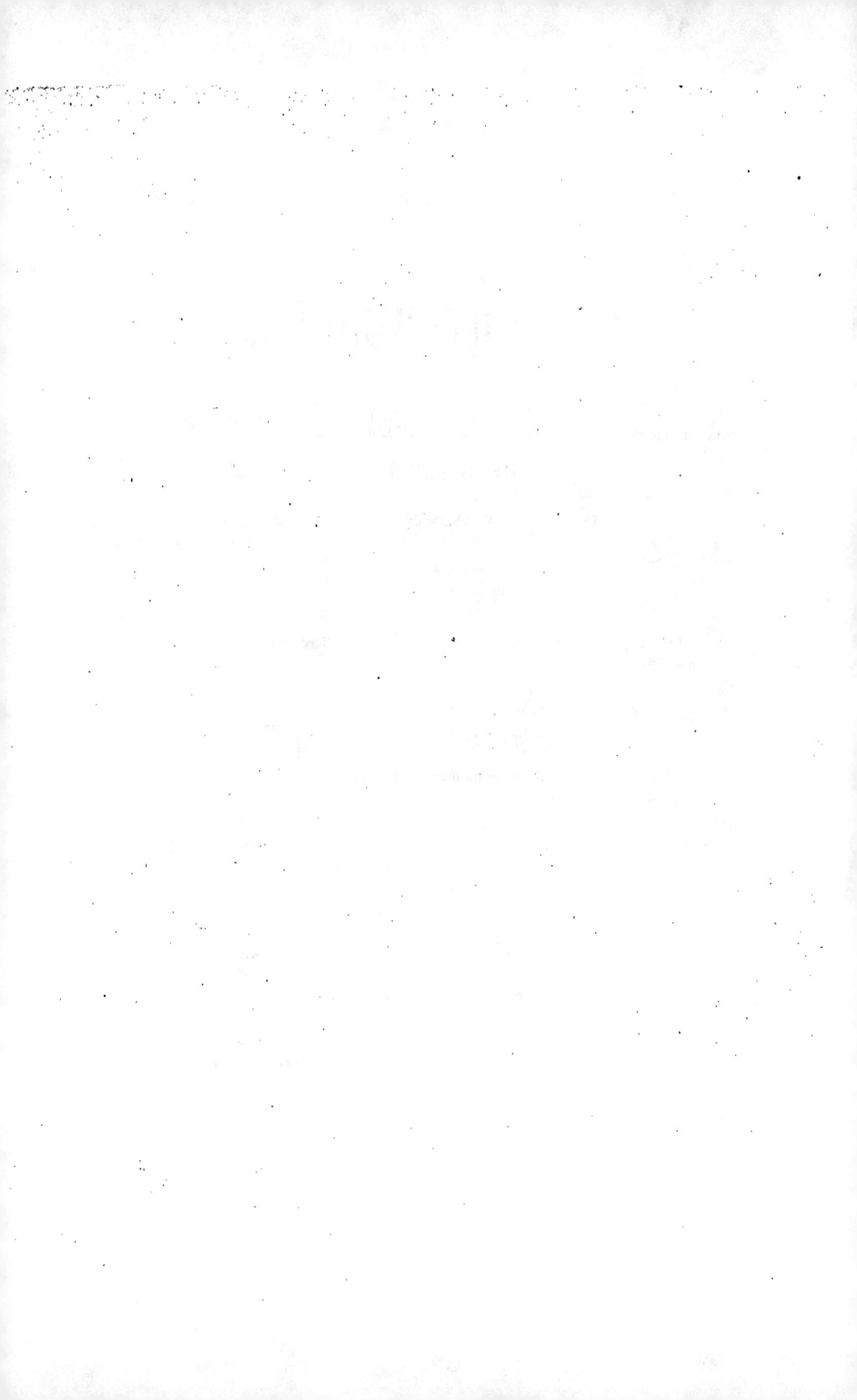

RAPPORT MÉDICAL

SUR

L'ASILE PUBLIC DES FEMMES ALIÉNÉES

DE BORDEAUX

POUR L'ANNÉE 1862

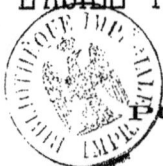

Le nombre des femmes aliénées traitées à l'Asile de Bordeaux pendant l'année 1862 a été de 521, savoir :

Existant au 1er janvier 1862 415
Admises dans l'année. 106

Total égal 521

Au point de vue de la nature du placement, ces 521 aliénées se répartissent de la manière suivante :

Placement volontaire. 147
Placement d'office 374

Total. 521

Relativement à l'ordre d'admission, il y a lieu d'établir aussi la distinction qui suit :

Entrées pour la première fois 470
Entrées pour cause de rechute. 46
Entrées par réintégration pour sortie avant guérison. . 5

Total. 521

Le nombre des sorties pour guérison, pour amélioration, ou pour autre cause, a été de 51 ; celui des décès, de 30 seulement.

La différence en plus, à la fin de l'exercice, était donc de 25 aliénées. Le nombre relativement restreint des décès a sans doute contribué à élever ce dernier chiffre ; toutefois, on ne saurait contester que cette différence accuse dans la population de notre Asile une tendance à l'augmentation. Cette tendance ressort d'ailleurs d'une manière évidente de la comparaison des moyennes quotidiennes des aliénées traitées pendant les six dernières années.

Cette moyenne, les fractions d'unité négligées, a été :

En 1857, de 312
En 1858, de 355
En 1859, de 383
En 1860, de 398
En 1861, de 412
En 1862, en chiffres ronds, de 426

Lieux d'origine des aliénées (1).

Au point de vue de leur origine, nos aliénées se classaient par départements et par arrondissements ainsi qu'il suit :

GIRONDE.

Arrondissement de Bordeaux 260
Id.   de Libourne. 28
Id.   de Blaye. 22
Id.   de Bazas. 20
Id.   de La Réole 11
Id.   de Lesparre 11

LOT-ET-GARONNE.

Arrondissement d'Agen 25
Id.   de Marmande 28
Id.   de Villeneuve 18
Id.   de Nérac 14

Venues de la Salpétrière. 46
Venues de départements étrangers. 38

Total. 521

(1) L'Asile de Bordeaux reçoit les aliénés (femmes) placés d'office par l'Autorité préfectorale des départements de la Gironde et de Lot-et-Garonne, ainsi que les aliénées placées volontairement par les familles. Un certain nombre d'aliénées appartenant à l'Assistance publique de la Seine y sont également soignées en vertu d'un traité spécial.

En cherchant les rapports du nombre des aliénées traitées avec la population féminine par arrondissements, on trouve les résultats suivants :

PROVENANCE	POPULATION (FEMMES)	ALIÉNÉES	RAPPORT des aliénées à la population féminine.		
GIRONDE.					
Arrondissement de Bordeaux...............	172,683	260	1 aliénée sur	644.16	femmes
Id. de Libourne...............	57,369	28	1 id.	2048.89	id.
Id. de Blaye.....................	29,628	22	1 id.	1346.73	id.
Id. de Bazas	27,221	20	1 id.	1361.05	id.
Id. de La Réole	25,847	11	1. id.	2377	id.
Id. de Lesparre...............	20,423	11	1 id.	1856.65	id.
Population totale du département ...	333,171	352	1 id.	946.79	id.
LOT-ET-GARONNE.					
Arrondissement d'Agen	40,717	25	1 id.	1628.68	id.
Id. de Marmande	49,703	28	1 id.	1775.11	id.
Id. de Villeneuve	45,908	18	1 id.	2550.44	id.
Id. de Nérac.....................	29,637	14	1 id.	2116.93	id.
Population totale du département ...	165,965	85	1 id.	1952.53	id.

Comme le démontre le tableau ci-dessus, l'arrondissement de Bordeaux possédait à lui seul, à l'Asile, près de trois fois autant d'aliénées que les cinq autres arrondissements réunis de la Gironde. On voit combien est forte, pour cet arrondissement, la proportion des aliénées : 1 aliénée sur 664.16 femmes. Cette proportion est bien inférieure dans les autres arrondissements ; elle va en diminuant dans l'ordre suivant :

Blaye. . . . . 1 aliénée sur 1346.73 femmes.

Bazas. 1   —   1361.05   —

Lesparre 1   —   1856.65   —

Libourne 1   —   2048.89   —

La Réole 1   —   2377   —

A quoi attribuer cette proportion relativement si forte des aliénées dans l'arrondissement de Bordeaux ? Incontestablement à l'influence exercée par la ville de Bordeaux. — Il n'est pas besoin d'insister pour le faire ressortir : il suffit d'indiquer le nombre d'aliénées qu'elle nous a envoyées, 215 sur les 260 appartenant à l'arrondissement de Bordeaux.

La population féminine de la ville étant, d'après le dernier recensement, de 92445 femmes, on trouve pour elles le rapport élevé de 1 aliénée sur 429.98 femmes.

C'est à la même cause que la proportion des aliénées sur le nombre total des femmes dans le département de la Gironde doit d'être si supérieure à celle de Lot-et-Garonne. Nous avons vu, en effet, que cette proportion est, pour la Gironde, de 1 aliénée sur 946.79 femmes, tandis qu'elle n'est, pour le Lot-et-Garonne, que de 1 aliénée sur 1952.53 femmes. Notons, toutefois, que le rapport des aliénées au chiffre de la population est généralement moins élevé dans ce dernier département. Le plus élevé de ces rapports n'est, en effet, que de :

1 aliénée sur. . . 1628.68 (arrondissement d'Agen).

Puis viennent, en décroissant, les rapports de :

1 aliénée sur. . . 1775.11 (arrondissement de Marmande).
1 — . . . 2416.93 (arrondissement de Nérac.)
1 — . . . 2550.44 (arrondissement de Villeneuve).

C'est encore à l'influence de la ville de Bordeaux que le nombre des aliénées de provenance urbaine doit de l'emporter de beaucoup sur les aliénées de provenance rurale, résultat tout à fait contraire à ce qui a lieu pour le département de Lot-et-Garonne. Nous avons, en effet, pour la Gironde :

Originaires des villes. 247
Id. des campagnes. 105
Total. 352

Nous avons déjà vu que 215 aliénées appartenaient à la ville de Bordeaux. Dans le Lot-et-Garonne, nous avons :

Originaires des villes. 34
Id. des campagnes. 51
Total. 85

État civil.

Les statistiques conduisent généralement à cette donnée, qu'il y a plus d'aliénés célibataires que d'aliénés mariés ou veufs. Notre observation, qui embrasse un assez long espace de temps, vient confirmer ce résultat, et prouver que ce qui est vrai pour les deux sexes réunis est encore vrai quand il ne s'agit que d'un sexe isolé, le sexe féminin :

	CÉLIBATAIRES	MARIÉES	VEUVES	ÉTAT CIVIL INCONNU	TOTAL
De 1844 à 1854......................	557	290	142	7	996
De 1854 à 1860......................	243	242	73	"	558
De 1860 à 1862......................	84	76	36	2	198
1862.............................	52	44	9	1	106
Total général..............	936	652	260	10	1858

Ainsi, sur 1858 aliénées traitées à l'Asile de Bordeaux de 1844 à 1863, nous trouvons : 936 célibataires, 652 femmes mariées, 260 femmes veuves, ou le rapport de :

$$50.38 \ \%/_0 \ \text{célibataires.}$$
$$35.09 \ \%/_0 \ \text{femmes mariées.}$$
$$13.99 \ \%/_0 \ \text{veuves.}$$

Mais ces rapports ne donnent pas la proportion des aliénées sur le nombre des femmes célibataires, mariées et veuves existant dans les départements où se recrutent nos aliénées.

Nous avons fait des recherches dans ce sens pour les aliénées appartenant au département de la Gironde. Nous avons trouvé, sur le contingent des 352 aliénées fournies par ce département, 179 célibataires, 116 femmes mariées, 42 veuves, et 15 aliénées dont l'état civil nous est demeuré inconnu.

D'après le dernier recensement, il y a dans le département de la Gironde :

Femmes célibataires 143336
Femmes mariées 153770
Femmes veuves. 36065

Nous avons donc les rapports :

De $\frac{143336}{179}$ célibataires, $= 1$ aliénée sur 800.76 célibataires.

De $\frac{153770}{116}$ femmes mariées, $= 1$ aliénée sur 1325.60 femmes mariées.

De $\frac{36065}{42}$ veuves, $= 1$ aliénée sur 858.69 veuves.

D'après ces rapports, l'état de célibat et de viduité constituerait une prédisposition à la folie à un bien plus haut degré que le mariage.

Age.

Tableau indiquant l'âge des aliénées traitées en 1862.

Au-dessous de 15 ans	3
De 15 à 20	10
De 20 à 25	21
De 25 à 30	27
De 30 à 35	54
De 35 à 40	50
De 40 à 50	121
De 50 à 60	115
De 60 à 70	68
70 et au-dessus	20
Age inconnu	32
Total	521

Les périodes d'âge qui comprennent le plus grand nombre de nos aliénées sont celles de 40 à 50, de 50 à 60, et de 30 à 40 ans. Mais on ne saurait tirer des données de ce tableau aucune induction légitime sur l'âge qui est le plus favorable à la production de la folie, et en voici la raison : ces périodes d'âge embrassent non-seulement l'âge des malades admises dans l'année, mais encore l'âge d'une foule de malades dont l'entrée à l'Asile remontait à une époque plus ou moins reculée, et dont, par conséquent, l'âge actuel ne correspond plus à l'époque de l'invasion de la folie. En vue d'atteindre ce dernier but, il sera bien plus fructueux de consulter les tableaux des admissions de chaque année.

Professions.

Le tableau suivant indique les professions des malades existant au 1er janvier 1856 et de celles qui sont entrées dans les années subséquentes, c'est-à-dire du 1er janvier 1856 au 1er janvier 1863 :

	1856 EXISTANT au 1er janvier	1856 ENTRÉES	1857 ENTRÉES	1858 ENTRÉES	1859 ENTRÉES	1860 ENTRÉES	1861 ENTRÉES	1862 ENTRÉES	TOTAL
Professions libérales....	2	4	1	1	1	3	1	1	14
Rentiers et propriétaires	18	8	8	4	11	11	12	25	97
Marchands..................	19	5	10	8	4	5	9	14	74
Professions manuelles..	22	13	21	8	29	15	15	14	137
Professions agricoles....	44	17	12	12	14	15	26	13	153
Gens à gages..............	19	11	11	12	17	10	10	15	105
Filles publiques..........	"	"	5	12	7	4	5	9	42
Autres professions.......	27	6	20	13	16	3	6	4	95
Sans profession..........	70	14	17	5	"	18	19	10	153
Professions inconnues..	28	42	32	11	8	9	2	1	133
Total..............	249	120	137	86	107	93	105	106	1003

Les professions qui ont fourni le plus d'aliénées de 1855 à 1863 se classent donc dans l'ordre suivant :

Professions agricoles, — individus sans profession, — professions manuelles, — gens à gages, — rentiers et propriétaires, — marchands, — filles publiques, — professions libérales.

Mais le tableau précédent ne donne nullement le rapport du nombre des aliénées de chaque profession au nombre des individus qui exercent cette profession.

Degré d'instruction.

De 1854 à 1862, la moyenne des aliénées ayant reçu de l'instruction a été trouvée de :

Sachant lire seulement . . . . 20.193 %
Sachant lire et écrire . . . . 21.033 %
Ayant une instruction plus élevée. . . . . 16.678 %
Ne sachant pas lire . . . . 41.918 %

Mais en donnant ces moyennes, dans un des rapports précédents, nous avions eu soin de faire observer qu'elles n'étaient qu'approximatives, parce qu'en l'absence de renseignements, il n'avait pas été possible de déterminer dans tous les cas le degré d'instruction des malades.

Sur les aliénées traitées en 1862, nous avons trouvé :

Sachant lire	111
Sachant lire et écrire un peu.	48
Sachant lire et écrire couramment.	13
Ayant reçu une instruction ordinaire.	27
Ayant reçu une instruction supérieure.	8
N'ayant pas d'instruction	238
Instruction inconnue	76
Total.	521

A l'occasion de ce tableau, nous ferons la remarque que nous avons déjà faite un peu plus haut. Malgré tous les soins que nous avons apportés à la recherche du degré d'instruction, nous n'oserions affirmer qu'il ne s'y est pas glissé quelque erreur. S'il était exact, le nombre de malades dénuées de toute instruction l'emporterait sur celui des aliénées qui en ont reçu à un degré quelconque, abstraction faite des cas inconnus. Sur les aliénées admises dans l'année, nous sommes bien plus sûrs de l'exactitude de nos relevés. Le nombre des malades ayant reçu de l'instruction est égal à 54 : il l'emporte de 14 sur le nombre des malades dénuées de toute instruction, et qui n'est que de 40.

Hérédité.

Nos recherches, au point de vue de l'hérédité, nous ont conduit à rencontrer l'influence héréditaire dans 37 cas seulement sur le nombre des malades trai- tées en 1862, ce qui donnerait la proportion de 1 aliénée sur 14.08 subissant cette influence. Nous sommes loin de la proportion trouvée dans d'autres Asiles, et surtout de celle qu'Esquirol avait rencontrée parmi les pensionnaires de sa maison d'Ivry : 1 cas d'hérédité sur 2 admissions. Mais nous n'avons pas de peine à avouer qu'à notre avis même, les résultats trouvés par nous n'approchent que de bien loin de la vérité, et qu'il y a pour nous impossibilité matérielle à obtenir des renseignements sur la grande majorité de nos malades. Les aliénées qui nous viennent du Lot-et-Garonne nous arrivent comme tombées du ciel. Il en est à peu près de même pour les aliénées de la Gironde placées d'office. Presque toujours, les certificats des médecins qui servent à motiver le place- ment restent muets sur le compte de l'hérédité. Ce n'est que lorsque la famille accompagne elle-même la malade que nous pouvons nous informer des in- fluences héréditaires qui pèsent sur l'aliénée. Souvent encore, ici, on nous cache la vérité par une fausse honte ou par un intérêt mal entendu. Combien ne serait-il pas plus désirable que, conformément à une pratique usitée pour la plupart des Asiles, il y eût, dans chaque mairie du département, des questionnaires déposés par les soins de l'autorité, et que tout médecin requis pour constater l'état mental d'une aliénée fût tenu de répondre aux diverses questions qui y seraient posées, et qui auraient été préalablement rédigées par le médecin en chef de l'Asile ! Nous serions sûrs alors de l'exactitude et de la vérité des renseignements fournis, et le médecin serait plus apte que toute autre personne à apprécier et à nous transmettre les divers faits relatifs, pour chaque malade, soit à l'hérédité, soit aux causes prochaines ou éloignées de la folie.

Voici le tableau indiquant les circonstances d'hérédité qui se rapportent aux aliénées traitées dans l'année :

Issues d'un père aliéné.	10
Id. d'une mère aliénée	15
Id. de père et mère aliénés	5
Hérédité collatérale	7
Issues de parents non aliénés	153
Absence de renseignements	331
Total.	521

Causes déterminantes.

D'après nos relevés, les causes physiques l'emportent sur les causes morales ; mais cette donnée se trouve nécessairement infirmée par l'incertitude où nous restons vis-à-vis des cas où il y a absence de tout renseignement. Ces derniers cas sont de beaucoup les plus nombreux ; ils atteignent le chiffre de 227 :

Causes physiques.	182
Causes morales	112
Causes inconnues	227
Total.	521

Nosographie mentale.

A l'exemple de Pinel, d'Esquirol et de plusieurs autres savants aliénistes, nous adopterons pour base de la classification des maladies mentales, dans notre rapport médical, l'étude ou la considération des symptômes de la folie. Cette méthode de classification nous semble préférable, parce qu'elle a, à nos yeux, le mérite très-avantageux de faire saisir la folie par son côté sensible, par celui qui tombe sous les yeux de l'observateur.

2

Nous grouperons donc nos aliénées sous les cinq chefs suivants :

1° Monomanie ;
2° Lypémanie ;
3° Manie ;
4° Démence ;
5° Imbécillité et idiotie.

A ces types nous ajouterons la folie épileptique, qui nous semble mériter une mention à part, parce que l'épilepsie est le plus souvent la cause occasionnelle de la folie, et aussi parce que les fous épileptiques ont des habitudes et des tendances morales à eux propres. Nous y joindrons encore la folie paralytique, dont l'introduction dans la nosographie mentale, à titre de forme spéciale, est parfaitement légitime. Nous donnerons à la suite un aperçu succinct des particularités offertes par les différents groupes d'aliénées appartenant à chacune de ces catégories.

Ainsi, nous aurons :

Monomanes   5
Lypémaniaques   107
Maniaques   130
Démentes   143
Imbéciles et idiotes   57
Folles paralytiques   36
Folles épileptiques   43
                                                            ____
               Total.   521

Particularités offertes par les différents groupes de malades appartenant à chacune des catégories ci-dessus.

MONOMANIE. — Le délire chez une première de nos monomaniaques avait les grandeurs pour objet. Il avait pour base, chez une deuxième, la conviction qu'on l'avait dépossédée de prétendus droits à une succession. Chez une troisième, elle était de nature religieuse. L'aliénée avait et conserve encore une tendance très-prononcée à se dépouiller de ses biens en faveur des pauvres et des bonnes œuvres, au détriment de sa famille. Un commencement d'exécution avait motivé son interdiction, et son isolement dans notre Asile (1). La mono-

_____

(1) Elle est, en outre, hallucinée de l'ouïe : les bruits se transforment en voix que seule elle sait comprendre. Les maladies sont causées par des *physiciens méchants*, et peuvent être guéries par des physiciens bienveillants.

manie des deux dernières était engendrée par des hallucinations, et se rapportait comme objet à des idées de poursuite.

LYPÉMANIE. — Des 107 lypémaniaques portées sur le tableau qui précède, 11 étaient en état de récidive. Pour 49 d'entre elles l'affection mentale pouvait être considérée comme passée à l'état chronique. La date du placement remontait au delà de l'année 1861. 55 étaient encore dans une période aiguë de la maladie. Nous négligeons 3 cas de réintégration pour sortie avant guérison.

Pour la presque totalité de ces aliénées, la folie était continue ou ne présentait que de trop courtes périodes de rémission. Chez 2 seulement elle a affecté une forme franchement intermittente. L'intermittence était à périodes assez longues chez l'une, et très-courtes chez l'autre.

On sait qu'il n'est pas toujours facile de remonter jusqu'à la cause ou à l'objet des préoccupations délirantes des lypémaniaques, ni même de saisir toutes les particularités offertes par leur délire. Voici celles qu'il nous a été possible de recueillir :

11 fois nous avons rencontré des lypémaniaques dont le délire s'exerçait sur des sujets religieux à des degrés divers d'acuité. Le délire s'est accompagné, chez 2 de ces 11 malades, d'un refus obstiné et persistant pour toute alimentation. 3 se croyaient en proie à la possession du démon.

Chez 13 autres lypémaniaques, l'objet de la dépression morale était la conviction intime, indestructible, ou que leur vie était directement menacée, ou que leurs souffrances, soit vraies, mais exagérées, soit imaginaires, étaient le fait d'ennemis avoués ou cachés. Le tourment moral était si poignant chez 9 d'entre elles, les souffrances si vives et le désespoir si grand, que la vie leur était devenue insupportable, et qu'elles avaient résolu d'en finir avec l'existence. Aussi avaient-elles fait toutes neuf des tentatives de suicide.

9 fois nous avons observé des illusions du goût, et 28 fois des hallucinations persistantes des divers sens. Elles se répartissent de la manière suivante :

Hallucinations du tact.		10
Id.	de l'ouïe	8
Id.	de la vue.	3
Id.	de l'odorat	1
Id.	du goût	1
Id.	internes	5
	Total.	28

Nous avons eu, en outre, 1 cas de lypémanie que nous appellerons raisonnante, parce que la malade se rendait un compte exact de sa situation, qu'elle reconnaissait l'absurdité de ses idées, l'extravagance de ses actes, son délire, en un mot, sans pouvoir maîtriser ni sa manière de sentir, ni les impulsions qui la sollicitaient.

Chez 12 des aliénées de ce groupe, nous avons constaté l'existence d'une lésion utérine qui consistait le plus souvent en ulcérations du col. J'attache une grande importance à ce genre d'affections. Rarement mes soupçons, de ce côté, m'ont mis en défaut, et je demeure de plus en plus convaincu que la cause de la folie ne réside pas ailleurs chez un bon nombre de lypémaniaques. Je me propose de traiter plus tard ce sujet dans un mémoire spécial.

MANIE. — Sur les 130 aliénées affectées de la forme désignée sous le nom de *manie*, 48 offraient cette forme à l'état aigu, et 82 à l'état chronique. Sur le nombre total, il y en avait 26 en cas de récidive.

15 maniaques avaient des accès intermittents. Ces accès étaient franchement intermittents chez 11 d'entre elles. Chez 4, l'intermittence, d'ailleurs assez longue, correspondait à une phase de tristesse, d'affaissement moral, et ces cas auraient pu, ce semble, rentrer dans la catégorie des folies qu'on a appelées circulaires, à double forme, à formes alternes. Mais la période d'agitation était de beaucoup plus marquée que la période d'affaissement, et nous croyons que, chez 2 d'entre elles du moins, l'abattement moral résultait en grande partie d'une fausse honte qui prenait sa source dans la conscience de l'état par lequel elles venaient de passer.

Une remarque qui doit s'appliquer à un bon nombre de nos aliénées atteintes de manie intermittente est la suivante : c'est que, pendant toute la durée de l'intermittence franche, c'est-à-dire pendant tout le temps que les malades ont pu être considérées comme en possession ou à peu près de leur raison et de leur liberté morale, elles se sont montrées réservées, dociles, et n'ont jamais demandé avec insistance à sortir.

Au contraire, chaque fois qu'un nouvel accès allait éclater, nous avons été assailli de demandes souvent répétées de sortie. Aussi ces réclamations réitérées étaient-elles devenues pour nous l'indice certain de l'imminence d'un nouvel accès.

Notons encore que c'est surtout dans cette forme de manie que nous avons vu les facultés intellectuelles, et la mémoire surtout, acquérir chez quelques-unes de nos malades une activité et une puissance vraiment extraordinaires.

En dehors de ces aliénées à manie intermittente, nous en avons eu 4 atteintes de manie rémittente, 2 de manie ambitieuse, et 5 de manie raisonnante. Nous avons observé 1 seul cas de manie avec pellagre.

10 autres maniaques, habituellement calmes, étaient sujettes, indépendam-

ment du trouble mental, à des excitations ou agitations passagères présentant les caractères de l'hystérisme. C'était ordinairement à l'approche ou dans la période de leurs menstrues que survenaient chez elles ces excitations maniaques. Nous les appellerons, à cause de cela, agitations ou excitations hystériques.

3 maniaques avaient des hallucinations persistantes. Chez l'une d'elles, elles étaient internes, et elles servaient de base aux conceptions délirantes les plus étranges. Nous avons constaté la présence d'ulcérations du col de l'utérus chez 4 malades de ce groupe; mais la forme de leur délire se rapprochait un peu de celui des lypémaniaques; elle constituait une sorte de transition entre la lypémanie et la manie.

DÉMENCE. — Le passage de l'une des formes aiguës de la folie à l'état de démence n'entraîne pas nécessairement l'impossibilité d'un retour à des phases d'excitation ou d'agitation. Ces excitations ou agitations sont quelquefois périodiques et d'assez longue durée, et quelquefois passagères et sans périodes bien tranchées; dans tous les cas, elles sont loin d'être rares. Parfois même la démence se substitue à la manie chronique en lui empruntant ou en conservant ses propres allures de turbulence et d'agitation. Les idées ambitieuses, les hallucinations ne sont pas non plus exclues de cette forme; c'est ce que prouvent les résultats suivants de nos relevés :

Sur les 143 démentes, 17, en effet, ont été dans un état permanent d'agitation : 4 avaient des accès d'agitation périodique, 4 autres étaient sujettes à des agitations ou excitations passagères sans périodes réglées, 2 avaient des idées ambitieuses, et 2 autres des hallucinations persistantes de la vue. 7 démentes étaient entrées en récidive.

IMBÉCILLITÉ ET IDIOTIE. — On sait ce qu'on entend par imbécillité et idiotie. Les êtres qui sont affectés de cette infirmité sont des enfants, moralement parlant. C'est une véritable déchéance mentale, qui quelquefois s'accompagne d'imperfections corporelles. Cet état de déchéance ou d'arrêt de développement intellectuel est de plus permanent, et ce caractère distingue, entre autres choses, les imbéciles et les idiots des fous proprement dits, qui peuvent n'être aliénés que temporairement, et qui, dans tous les cas, ne l'ont pas toujours été.

Tous les déshérités de cette classe ne le sont pas au même titre; il y a des degrés dans l'état de dégradation qu'ils présentent. Les divisions que l'on a faites de cette classe d'aliénés en témoignent assez. On connaît celle d'Esquirol : c'est celle qui sert de titre à ce chapitre. M. Morel a distingué les simples d'esprit, les imbéciles, et les idiots proprement dits. Cette dernière catégorie nous semble pouvoir admettre deux subdivisions, qui comprendraient : la première, les idiots qui conservent encore quelques instincts ; et la deuxième, ceux qui se trouvent réduits à un pur état d'automatisme.

Dans la catégorie des simples d'esprit, nous placerons 13 malades qui présentaient une conformation normale ou à peu près normale, et une intelligence capable de comprendre encore et de raisonner dans un certain ordre d'idées. Ces malades se rendaient toutes plus ou moins utiles, à l'exception de 2. 5 étaient occupées à l'atelier de couture, 4 au tricotage, et 2 à des travaux d'intérieur, à des soins de ménage ou de propreté.

Dans la catégorie des imbéciles proprement dits, nous comptions 29 malades. Avec une conformation assez régulière en apparence, ces sujets avaient une intelligence bien inférieure à celle des précédents, une propension très-marquée à l'irritabilité, et, pour la plupart, une inaptitude complète ou une aptitude excessivement bornée au travail. C'est à peine si 8 seulement pouvaient être occupées, et encore à bâtons rompus.

Dans la catégorie des idiotes, nous avons constamment rencontré des vices de conformation : petitesse de taille, rabougrissement chez les unes, exagération des formes chez les autres, mais chez toutes défaut de régularité et d'harmonie.

A un premier degré d'idiotie, avec la conservation de quelques instincts, se rattachaient 6 idiotes. A un degré plus inférieur, privées d'instinct, de toute initiative, sans parole, réduites à ne rendre que des sons inarticulés, ravalées bien au-dessous de la bête, doivent être classées 9 idiotes.

3 imbéciles ont eu des accès de manie aiguë; 10 ont eu des périodes d'agitation violente, mais passagère : 2 d'entre elles entraient pour la deuxième fois. Nous avons constaté une grande irritabilité chez plusieurs idiotes.

Folie épileptique. — Nous avons dit que la folie épileptique nous semblait mériter une mention à part, à cause du rôle de causalité que l'épilepsie joue presque toujours à l'égard de la folie, et aussi à cause des tendances et des habitudes morales particulières des épileptiques.

Qui n'a remarqué, en effet, que les fous épileptiques sont prodigues de politesse? Ils vont au-devant du médecin, le saluent avec empressement, lui parlent d'une voix qu'ils tâchent de rendre caressante, et écartent, soit de la voix, soit du geste, ceux d'entre eux qui se rendraient coupables d'une impolitesse ou d'une insulte. Ce qu'ils nous paraissent vouloir avant tout, c'est être remarqués. Ils paraissent heureux, en effet, quand on leur parle, quand on s'intéresse à eux, et ne négligent aucun moyen d'attirer sur eux l'attention. D'où provient cette tendance de leur caractère? Elle se rapproche beaucoup de l'amabilité de certains imbéciles et idiots. Les facultés affectives sont généralement plus prononcées quand les facultés intellectuelles sont moins développées. Or, beaucoup d'épileptiques ont les facultés intellectuelles dans un état de grande infériorité, soit que cette faiblesse soit native, soit qu'elle soit le résultat d'une oppression que leur a fait subir le mal terrible dont ils sont frappés. De plus, les épileptiques s'entr'aident, se secourent mutuellement; ils accourent avec empressement au premier cri d'alarme jeté par leurs compagnons d'infortune au moment de leurs attaques. Mais ce côté attractif, séduisant de leur caractère a bien sa contre-partie dans l'irritabilité, l'esprit de rancune et de vengeance qu'ils portent dans leurs ressentiments. Les épileptiques sont terribles dans leurs colères, qu'un rien suffit pour provoquer. Quand il se commet un meurtre dans un Asile d'aliénés, on pourra en chercher l'auteur dans cette catégorie de fous, et dix-huit fois sur vingt on sera sûr de l'y trouver. Nous ne savons pas si un épileptique se dépouille jamais de sa haine. S'il se sent en force, il se montrera entreprenant, provocateur, et ne gardera aucune mesure. S'il se sent trop faible, il se contraindra, il dissimulera, se montrera souple, protestera de sa soumission et de ses sentiments de bienveillance; mais qu'on ne s'y fie pas! Malheur à celui qui, après avoir offensé certains épileptiques, se rassurerait sur les apparences d'un oubli! il pourrait payer cher sa funeste sécurité.

L'épileptique est essentiellemnt jaloux; la jalousie constitue le fond de son caractère, à ce qu'il nous a paru. On doit éviter, devant lui, de dire du bien de son voisin, de son camarade, et de lui donner des louanges en sa présence, car il en concevrait contre lui et contre vous, mais surtout contre lui, un dépit qui ne s'effacerait pas de longtemps. L'égoïsme accompagne ce sentiment chez l'épileptique, et il en est probablement l'élément générateur.

Sur les 43 épileptiques traitées en 1862, 40 avaient constamment de véritables attaques d'épilepsie, 2 plus souvent des vertiges épileptiques que de véritables attaques, et 1 des vertiges épileptiques seulement. Les attaques étaient constamment précédées d'un cri initial chez 18 d'entre elles. Le cri initial n'était pas constant chez 14, et chez 4 il a toujours fait défaut.

L'épilepsie se compliquait :

1° De manie, chez 7
2° De démence, chez 19
3° D'imbécillité, chez. 13
4° D'idiotie, chez 4

Il existait des vices congénitaux chez 7.

Le nombre total d'attaques éprouvées par nos 43 épileptiques pendant l'année a été de 6827, ainsi réparties :

Attaques de jour 2393
Attaques de nuit 3934

Ce qui donne en moyenne 7.92 attaques de jour et 10.78 attaques de nuit, ou encore une moyenne de 18.70 attaques par vingt-quatre heures.

Le nombre des journées de présence a été, pour nos 43 épileptiques, de 12669. Si on voulait avoir le rapport du nombre d'attaques aux journées de présence, il suffirait de diviser 6827 par 12669, et nous trouverions 0.54 d'attaques par journée de présence.

La malade qui a eu le plus d'attaques en a eu 852; celle qui en a eu le moins en a eu 21 dans l'année. C'est entre ces deux limites extrêmes que viennent s'intercaler les nombres respectifs d'attaques qui reviennent individuellement à chacune des 41 épileptiques restantes. Nous jugeons inutile de les indiquer pour chaque épileptique.

Folie paralytique. — 36 cas de paralysie générale progressive se sont présentés à notre observation pendant l'année 1862. Cette classe de malades entre pour 1 quatorzième 47 centièmes dans le nombre total des aliénées traitées dans l'année. Mais la proportion est bien plus forte si on prend les termes de la comparaison dans les seules admissions de l'année : elle est de 1 paralytique sur 7 entrées, comme on le verra plus loin. Je dois ajouter que le rapport des paralytiques avec les admissions annuelles tend à s'élever d'année en année. Ainsi, au moment où j'écris ces lignes, nous avons 14 paralytiques sur un chiffre de 65 admissions, ou le rapport de 1 paralytique sur 4.64 aliénées admises.

On sait que la paralysie générale se distingue des autres formes d'aliénation mentale par un cortége de symptômes spéciaux et par une marche toute particulière. Le délire des grandeurs et des richesses est devenu pour ainsi dire proverbial de cette forme de folie, et cependant il est loin d'être toujours bien marqué; quelquefois même il fait complètement défaut, et des tendances opposées sont seules à se montrer. Nous avons vu en effet, dans notre service, des paralytiques qui, loin d'avoir une opinion exagérée de leur condition de grandeur ou de fortune, avaient conscience, au contraire, d'un état de grande faiblesse et de maladie. Elles se préoccupaient de leurs intérêts, qu'elles croyaient en souffrance par suite de leur éloignement; elles se préoccupaient de leur santé et du soin de leur famille; elles se nourrissaient d'idées tristes : aussi étaient-elles continuellement plongées dans la tristesse et l'abattement.

D'autres, tout en présentant une disposition habituelle d'esprit analogue, étaient assaillies quelquefois par des idées de grandeur. Nous pourrions citer une femme qui, habituellement triste, affaissée, pleurant presque continuellement, et refusant les aliments, *parce qu'elle était morte*, se réveillait parfois de ses lugubres préoccupations en criant qu'elle avait servi le premier Empereur pendant quarante ans, qu'elle avait gagné le bâton de maréchal, qu'elle était impératrice, qu'elle voulait monter sur le trône, que l'Empereur était son fils, etc., etc.

Ces malades exempts de tendances aux grandeurs et à la fortune ne doivent pas être confondus avec les paralytiques qu'atteint une démence précoce, et qui, peut-on dire, vivent et meurent sans manifestations psychiques. Ici, l'intelligence est éteinte; le pouvoir de sentir, de raisonner, d'apprécier, est détruit, tandis qu'il subsiste, dans une certaine mesure, chez les premiers. Mais, d'un autre côté, il s'est rencontré dans notre service, comme il s'en rencontre ailleurs, des paralytiques en qui dominaient les idées de satisfaction, de fortune ou d'honneur. Mais, dans ce genre de délire, il existe encore des degrés et des nuances qu'il est bon de faire ressortir.

En effet, certaines de nos paralytiques de cette catégorie étaient simplement satisfaites d'elles-mêmes, de leur personne, de leur santé, de leur condition d'existence. Tout allait pour le mieux; elles vivaient heureuses, contentes, insouciantes. Rien ne les émouvait; rien ne semblait devoir les atteindre dans leur impassible sécurité. — D'autres, au contraire, voguaient à pleines voiles dans un océan de richesses et de splendeur; elles voyaient tout en beau au travers d'un prisme à pouvoir magique. Débordant de bonheur, elles voulaient faire participer leur entourage à leur félicité; elles dispensaient avec profusion, et dans une large mesure, les trésors inépuisables créés par leur faible imagination.

Il y aurait donc, parmi les cas que nous avons observés du moins, trois catégories à établir relativement à la nature des manifestations psychiques : délire gai, délire triste, affaiblissement intellectuel sans caractère saillant dans les manifestations psychiques. Nous avons eu 11 cas de délire gai, 12 cas de délire triste, et 13 cas de folie paralytique sans caractère tranché dans les manifestations psychiques.

Le caractère principal des troubles du système locomoteur est l'affaiblissement. Cet affaiblissement est graduel et en rapport d'intensité avec l'état plus ou moins avancé de la maladie. Quelquefois il aboutit à une impossibilité absolue dans la progression; d'autres fois il s'arrête en deçà de cette limite : les paralytiques peuvent encore marcher, avec peine, avec hésitation sans doute, mais enfin ils peuvent marcher.

Nul doute que cette difficulté ou impossibilité de la locomotion ne soit le résultat d'une lésion de l'encéphale; et l'on peut, avec quelques auteurs, conjecturer avec une grande vraisemblance que c'est à une lésion plus prononcée de l'un des hémisphères cérébraux que tiennent les déviations latérales du corps et l'inégalité de dilatation des pupilles. Cette inégalité des pupilles n'est pas toujours permanente. Les pupilles reviennent quelquefois au même niveau de dila-

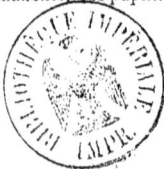

tation ; nous avons cru remarquer que ce retour à l'égalité se produisait quand il y avait rémission ou arrêt dans la marche de la maladie, de même que l'inégalité de dilatation devenait plus saillante lorsqu'il y avait des signes de congestion cérébrale. Toutefois, ceci ne doit pas être pris comme une règle absolue, car nous avons vu des pupilles qui avaient présenté cette inégalité revenir à l'égalité de dilatation, et n'en plus dévier pendant une nouvelle recrudescence de la maladie. Nous avons observé une inégalité de dilatation des pupilles sur 11 de nos paralytiques : 9 fois la plus grande dilatation était en faveur de la pupille gauche, et 2 fois seulement en faveur de la pupille droite. 15 ne nous ont pas offert d'inégalité. Le reste des paralytiques n'avait pas fixé notre attention sous ce rapport.

Le trouble de la parole est toujours caractéristique, mais il est variable d'intensité : il nous a paru suivre et marquer les progrès du système locomoteur plutôt que suivre une marche parallèle à l'altération des facultés intellectuelles. Nous avons vu, en effet, des aliénées dont le bredouillement était tel, qu'il y avait pour elles impossibilité absolue de prononcer distinctement une seule parole, et desquelles, cependant, l'intelligence restait assez nette.

Je ne rappellerai que pour mémoire le trouble des fonctions digestives, dont la diarrhée est toujours le symptôme terminal ; mais je crois utile de faire ressortir la différence d'appétit présentée par ces malades.

Certains paralytiques mangent avec une voracité sans pareille et dévorent des quantités extraordinaires d'aliments. D'autres, au contraire, ne mangent presque pas ; et nous en avons vu refuser toute alimentation pendant certaines périodes : c'est surtout chez les paralytiques à préoccupations tristes que s'observe cette tendance. Il en est quelques-unes que nous avons été obligé de nourrir au moyen de la sonde œsophagienne, pour prévenir une mort certaine par inanition.

Presque constamment, à un certain degré de la paralysie, nous avons vu la peau des paralytiques s'empreindre d'une teinte cachectique : la peau de la face, en particulier, devient luisante, huileuse. Il s'y fait une desquamation par pellicules ; la muqueuse oculaire devient le siége d'une sécrétion abondante, muqueuse d'abord, muco-purulente ensuite, ce qui fait que les yeux des paralytiques sont toujours chassieux à une époque avancée de leur affection.

Les altérations de la peau se révèlent d'une manière bien plus ostensible par la tendance que contracte cette dernière à se couvrir soit de petits abcès isolés, soit d'une véritable éruption de petits abcès, soit d'eschares aux coudes, autour des malléoles, et surtout au sacrum. Celles qui occupent ce dernier siége deviennent quelquefois si profondes, qu'il y a pénétration, et que le pus vient à sourdre des fosses iliaques ; nous avons observé de ces cas. Sans doute la pression, soit du lit, soit des camisoles, soit des siéges, contribue dans maintes circonstances au développement de ces eschares; mais cette cause ne saurait être invoquée à titre exclusif. Il faut faire aussi sa part à une disposition particulière acquise de la peau, et, ce qui le prouve, c'est que nous avons vu des paralytiques, deux entre autres, qui n'étaient pas encore alitées, qui n'étaient maintenues ni par la camisole, ni sur des siéges, et qui, cependant, portaient de vastes ulcères au sacrum longtemps avant le terme de leur maladie.

Signalons encore un grincement particulier des dents qui passe à l'état d'habitude et de véritable tic chez quelques-unes des victimes de cette triste affection. Il résulte bien souvent de ce frottement un ébranlement des dents, et consécutivement leur chute. A cet égard, nous avons été témoin d'un fait assez extraordinaire pour mériter d'être rapporté :

Une nuit, une des paralytiques dont nous parlons arracha, je ne sais trop comment (car elle était maintenue par la camisole), les dents incisives de sa mâchoire inférieure, et dut les avaler, car, le matin, on ne put les trouver. Le périoste fut en partie déchiré, et, à la suite de cet accident, il se développa un emphysème de la gorge qui contribua à hâter la mort de la malade.

La marche de la paralysie générale progressive offre des particularités très-remarquables. Qui n'a été témoin de ces rémissions pendant lesquelles il semble que la maladie a rebroussé chemin et que le sujet est près de toucher, s'il n'y touche déjà, au moment de sa guérison? Et vraiment on s'y laisserait prendre s'il ne restait un embarras, à peine perceptible, de la parole et des mouvements fibrillaires convulsifs des muscles des lèvres et quelquefois d'autres points de la face. Nous avons observé de ces rémissions chez 10 de nos paralytiques. La maladie reste ainsi stationnaire pendant plus ou moins de temps, puis survient une recrudescence dont l'effet est d'activer très-rapidement les progrès de la maladie. C'est ce que nous avons constaté trois fois dans l'année. Chez 14, l'affection a eu une marche très-rapide. De ces dernières, 3 ont eu des attaques congestives apoplectiformes, et 3 autres des attaques épileptiformes.

Pronostic.

Le pronostic est subordonné à des considérations de plusieurs sortes. Le début récent ou chronique de l'aliénation mentale, la nature ou la forme du délire, les complications qui l'accompagnent, l'hérédité, doivent entrer pour autant de termes dans la formule du jugement à porter sur l'issue probable de la folie. La circonstance de l'hérédité en aliénation mentale n'exerce pas une influence nécessairement fatale, en ce sens qu'elle n'empêche pas la guérison d'un accès aigu; mais elle influe puissamment sur la destinée ultérieure du sujet qui la subit.

La démence, l'imbécillité et l'idiotie, la folie épileptique et la folie paraly-tique sont de leur nature des affections mentales chroniques et essentiellement incurables (1). Elles entrent pour un chiffre de 278 dans le total des maladies traitées. Il faut leur adjoindre 5 cas de monomanie, 49 cas de lypémanie, et 82 cas de manie chronique, pour lesquels tout espoir de guérison s'était évanoui.

Après ce décompte, il ne reste que 107 aliénées pour lesquelles il peut sub-sister encore des chances de guérison. Or, sur ce nombre, la curabilité était probable pour 83, et douteuse pour 24.

Traitement.

Le traitement de l'aliénation mentale embrasse des moyens divers. De ces moyens, les uns s'adressent à l'accès proprement dit, en vue d'obtenir la gué-rison ; les autres ont pour but de pallier ou de combattre différents symptômes ou accidents qui se rattachent à l'état de folie comme épiphénomène ou comme conséquence.

Nous allons dire succinctement les moyens que nous avons mis en usage : mais, auparavant, disons que nous n'avons eu de prédilection, d'idée préconçue pour aucune méthode de traitement. Nous avons toujours considéré plus le ma-lade que la maladie ; et, dans l'institution du traitement, nous nous sommes bien plus attaché à combattre l'état de souffrance des organes qu'une entité morbide proprement dite, un être abstrait portant le nom soit de manie, soit de lypémanie ou autre.

Il n'y a guère que deux formes d'aliénation mentale, la lypémanie et la ma-nie, qui nous paraissent susceptibles de guérir. Il est très-rare que les monoma-niaques guérissent. Quand on rencontre des guérisons dans l'épilepsie et l'im-bécillité, il s'agit toujours de la guérison d'un accès de manie qui était venu compliquer l'affection primitive, et, dans la paralysie générale progressive, d'un simple état de rémission.

Dans les formes aiguës, et en vue d'obtenir la guérison de l'accès, nous avons eu recours :

1º Aux bains tièdes et prolongés ;

2º A l'opium, qui a été porté jusqu'à des doses élevées ;

3º A l'électricité appliquée au moyen de courants d'induction.

Dans la lypémanie, les bains tièdes répétés et médiocrement prolongés nous

---

(1) A part quelques rares exceptions en faveur de l'épilepsie.

ont paru calmer la chaleur de la peau et détendre cet état général de concentration qui est habituel à l'ensemble de l'organisme.

Les émétiques et les purgatifs nous ont rendu d'utiles services pour combattre un embarras souvent prononcé des voies digestives que nous avons très-fréquemment observé dans cette forme de folie, et auquel nous attribuons une large part dans les tendances au refus des aliments que manifestent souvent ces malades.

Nous avons aussi employé les narcotiques : presque toujours nous avons donné la préférence à l'opium, dont la dose n'a pas été portée au delà de 10 à 20 centigrammes. Souvent nous avons eu beaucoup de peine à les faire accepter ; les malades s'imaginant qu'on veut les empoisonner ou leur nuire.

Nous avons également essayé les courants d'induction sur quelques malades atteintes de lypémanie avec stupeur. Les résultats de ces essais ont été douteux ; mais nous devons reconnaître que l'usage n'en a pas été suffisamment prolongé pour nous permettre d'énoncer une opinion bien nette sur l'efficacité de cet agent.

Dans cette forme, nous nous sommes surtout attaché à rechercher et à combattre les affections utérines chroniques, et presque toujours nous avons eu la satisfaction de voir que l'amélioration dans l'affection mentale se produisait en même temps que la maladie locale guérissait.

Dans la manie aiguë ou agitée, nous avons largement usé des bains tièdes prolongés pendant cinq, six, huit heures. En général, ils nous ont donné de bons résultats ; toutefois, il nous serait impossible de délimiter au juste leur part d'action, parce que nous avons employé, concurremment avec eux, l'opium depuis la dose de 15 à 20 centigrammes jusqu'à celle de 50 centigrammes, 1 gramme et même 2 grammes par jour. Le plus souvent, il a suffi d'une dose de 15 à 20 centigrammes d'opium pour voir tomber, au bout de quelques jours, la violence de l'agitation. Mais d'autres malades ont été plus réfractaires à son emploi, et c'est sur celles-là que nous avons porté bien plus haut la dose du narcotique. 4 malades seulement ont été soumises à ces doses élevées. Il a été suspendu brusquement chez 2 d'entre elles, après avoir été porté, en augmentant graduellement la dose de 10 à 20 centigrammes, chez l'une à 1 gramme, et chez l'autre à 2 grammes par jour.

L'agitation avait tout à fait cessé chez la première malade ; mais, trois jours après, elle revenait de plus belle. L'emploi de l'opium fut repris à dose ascendante ; l'amélioration se produisit comme la première fois ; les doses furent graduellement diminuées, et la guérison se maintint cette fois.

Chez la deuxième malade, qui a pris jusqu'à 2 grammes d'extrait gommeux d'opium par jour, il ne s'est pas manifesté d'amélioration. C'était une malade sujette à des accès intermittents de manie hystérique. L'accès, traité de cette sorte, a même été plus long que d'habitude.

Chez les 2 autres maniaques, la progression ascendante et descendante du remède a été graduelle; l'opium a été porté à 1 gramme : il s'en est suivi une amélioration notable, mais non une guérison entière.

Les effets immédiats qui nous ont paru résulter de l'emploi de l'opium sont les suivants :

Vers la dose de 30, 35, jusqu'à 40 centigrammes, il a provoqué un surcroît d'agitation; mais la sédation n'a pas tardé à se manifester à mesure que la dose a été augmentée (1).

Il a augmenté la vitesse du pouls, et excité une soif très-vive.

L'appétit a été considérablement diminué chez 2 de ces malades; il y a eu de l'amaigrissement, des céphalalgies.

Les 2 autres n'ont pas paru être influencées dans leur appétit; elles ont conservé leur embonpoint.

Nous avons eu souvent à traiter des suspensions de la menstruation. Les toniques, les ferrugineux, quelquefois des emménagogues directs, comme l'absinthe, le safran, la sabine et la rue, ont été mis à contribution; mais, au-dessus de tous, nous devons une mention spéciale et méritée à la teinture d'iode donnée depuis 6 jusqu'à 10 gouttes par jour dans de l'eau sucrée.

Nous avons essayé plusieurs remèdes contre l'épilepsie. Afin que l'expérimentation pût avoir un cachet de valeur, nous avons fait un choix parmi les épileptiques. Notre choix s'est porté sur des épileptiques qui nous paraissaient mieux douées que les autres, tant sous le rapport de leur âge et de leur santé physique, que sous celui de l'état de leur intelligence.

4 ont pris, depuis le 1er septembre 1861 jusqu'au 1er janvier 1862, de 3 à 6 centigrammes d'extrait de belladone par jour, et du sirop de sulfate de strychnine du 1er janvier au 1er juillet 1862.

La dose de sirop a été augmentée progressivement, de manière à ce que les malades, ayant débuté par 1 milligramme de strychnine par jour, sont arrivées à en prendre 2 centigrammes par jour.

Depuis le 1er juillet 1862 jusqu'au 1er juillet 1863, 6 épileptiques ont pris par jour des pilules composées d'extrait de valériane et de poudre de belladone dans

---

(1) M. le Dr Kelp, directeur-médecin de l'Asile d'Oldenbourg, administre aussi l'opium à dose progressivement croissante; mais il la donne en deux fois, matin et soir, et affirme se trouver satisfait de ce mode d'administrer ce médicament. — Nous faisons l'essai de ce mode d'administration de l'opium.

la proportion de 20 à 80 centigrammes d'extrait de valériane et de 10 à 50 centigrammes de poudre de belladone.

Nous avons pris la moyenne mensuelle des attaques qu'avaient ces malades avant d'être soumises aux différents moyens thérapeutiques précités. Nous avons également pris cette moyenne aux différentes époques de traitement, soit par l'extrait de belladone seul, soit par la strychnine, soit enfin avec le mélange d'extrait de valériane et de poudre de belladone.

Nous jugeons inutile de donner numériquement ces diverses moyennes mensuelles ; nous nous contenterons de faire connaître le résultat général du traitement.

Pour une première de ces épileptiques, la moyenne des attaques a augmenté pendant les périodes de temps où elle a pris l'extrait de belladone et la strychnine, et elle a subi une légère diminution relative pendant qu'elle a été soumise à la médication par l'extrait de valériane et la poudre de belladone.

Pour une deuxième épileptique, la moyenne des attaques a été en augmentant à mesure qu'on est passé de l'une à l'autre des médications employées. Il en a été de même pour la troisième et la quatrième épileptique.

Pour ce qui concerne les 2 autres épileptiques, qui n'ont été soumises qu'au traitement par l'extrait de valériane et la poudre de belladone, la moyenne mensuelle des attaques a été, pendant cette période de temps, plus élevée que pendant celle où elles n'ont été soumises à aucun traitement.

Nous pouvons induire de là que les médications employées par nous n'ont été nullement favorables à nos épileptiques, si même elles ne leur ont pas été nuisibles. Mais le nombre trop restreint de cas sur lesquels nous avons opéré ne nous autorise pas à tirer une conclusion rigoureuse et absolue de ces faits.

Nous attendons, pour le faire, d'avoir soumis un plus grand nombre d'épileptiques à notre expérimentation.

Tels ont été les moyens de médication que nous avons mis en usage dans un but, à proprement parler, curatif de la folie. Il nous reste à dire quelques mots des moyens employés pour pallier certains de ses accidents.

Parmi ces accidents, celui qui préoccupe au plus haut degré peut-être les médecins placés à la tête d'un service d'aliénés, c'est l'agitation sous ses diverses formes, mais principalement dans son expression somatique.

Il en est qui sont arrivés à restreindre d'une manière considérable, je dirai presque absolue, tout moyen de contrainte. On ne saurait trop les louer de leurs succès : il les doivent sans doute à leur intelligence et à leur dévouement, ainsi qu'au zèle et à la charité du personnel qui les seconde; mais on ne saurait cependant, selon nous, omettre de faire la part qui est due, dans ce résultat, à l'influence de la position de l'Asile, de la disposition des lieux et de l'heureux aménagement des locaux, aussi bien qu'à celle du bien-être matériel des aliénés.

Nous sommes incontestablement, sous certains de ces rapports, beaucoup moins bien partagés que bon nombre de nos collègues. Bien que notre Asile ait reçu, depuis quelques années, des améliorations importantes, il ne laisse pas que d'être, sous certains rapports, dans un état d'infériorité relative que nous aurions bien à cœur de voir disparaître.

A proprement parler, il n'y a pas encore de division d'agitées ou de local destiné à recevoir et à surveiller transitoirement les malades en état d'agitation ; elles sont confondues, pendant le jour, avec les malades turbulentes ou bruyantes, et dispersées, pendant la nuit, dans trois quartiers.

Espérons, pour le bien de nos pauvres malades, que le projet de construction d'un quartier d'agitées, qui a déjà été soumis à la délibération de la Commission de surveillance et à l'approbation de l'autorité préfectorale, ne tardera pas à aboutir et à nous donner satisfaction à cet égard.

Le chiffre de la population s'élève aujourd'hui à 450 aliénées, sur lesquelles nous comptons 63 pensionnaires de première, de deuxième et de troisième classe. La surveillance, dans le pensionnat, est exercée par 10 infirmières et 4 religieuses, ce qui donne la proportion de 1 surveillante sur 4.50 aliénées. Mais le pensionnat est et doit rester tout à fait à part, et le personnel de sa surveillance ne doit pas entrer dans les calculs ayant pour but d'établir le rapport de la surveillance au nombre des aliénées. Le pensionnat, en effet, est un petit Asile au milieu de l'Asile principal, et il lui faut un personnel spécial, comme il a un régime et des locaux spéciaux.

Ce décompte une fois effectué, il nous reste 387 aliénées du régime commun, avec un personnel de surveillance composé de 23 infirmières et de 9 religieuses ; encore faut-il en défalquer 1 infirmière commise à la garde spéciale d'une aliénée, et dont l'entretien est à la charge de la famille, ce qui réduit à un effectif de 31 employées le personnel de la surveillance.

La population et la surveillance se divisent ainsi par quartiers :

1° Quartier des épileptiques..... 37 aliénées, 3 infirm., 1 relig. ; 1 surv^te sur 9.25.

2° Id. des agitées........... 50 — 5 — 2 — 1 — sur 7.14

3° Id. des infirmes.......... 95 — 5 — 2 — 1 — sur 13.57

4° Id. des tranquilles....... 126 — 5 — 2 — 1 — sur 18.

5° Id. des convalescentes.. 79 — 4 — 2 — 1 — sur 13.16

Sous le rapport de la nourriture, nos malades n'ont certainement rien à envier à ceux d'aucun autre Asile ; les aliments sont abondants, substantiels, et surtout bien variés.

On a pu pressentir déjà qu'avec les défectuosités qu'offre notre quartier d'a-gitées, nous n'ayons pas toujours pu calmer ou maîtriser par l'ascendant moral les désordres somatiques de ces aliénées, malgré le zèle et le dévouement des Dames de Nevers et aussi de quelques infirmières.

Revenons à présent aux malades qui ont été admises pendant l'année 1862, et considérons-les sous le rapport de l'origine, de l'âge, de la profession, du degré d'instruction, etc., comme nous venons de le faire pour l'ensemble des malades traitées pendant cette année.

Admissions.

Le nombre des aliénées admises dans l'année a été de 106, réparties de la manière suivante :

1º Entrées pour la première fois. 79
2º Entrées pour cause de rechute 22
3º Entrées par réintégration, pour sortie avant guérison.   5

Sur ce nombre, le chiffre des placements d'office a été de 66, celui des place-ments volontaires de 40.

Origine par arrondissements des aliénées admises dans l'année.

77 des aliénées admises dans l'année appartiennent au département de la Gironde, 20 au département de Lot-et-Garonne, et 9 à des départements étrangers. Les arrondissements de la Gironde se classent dans l'ordre suivant sous le rapport proportionnel des aliénées qu'ils nous ont envoyées :

Arrondissement de Bordeaux 56
Id.   de Libourne.   6
Id.   de La Réole.   5
Id.   de Bazas   4
Id.   de Blaye   3
Id.   de Lesparre.   3

Dans le département de Lot-et-Garonne, les arrondissements se classent ainsi qu'il suit :

Arrondissement de Marmande.   7
Id.   d'Agen   5
Id.   de Villeneuve-sur-Lot.   4
Id.   de Nérac   4

C'est, à peu de chose près, le même ordre de classement que nous avions rencontré dans la répartition par arrondissements du nombre total des aliénées traitées dans l'année. Voici, d'ailleurs, le tableau qui indique le chiffre des malades envoyées par département et par arrondissement :

PROVENANCE	Monomanie	Lypémanie	Manie	Démence	Idiotie	Folie paralytique	Folie épileptique	TOTAL
Bordeaux..............................	1	20	17	1	3	8	6	56
(Ville de Bordeaux).................	(1)	(15)	(13)	(1)	(2)	(7)	(5)	(44)
Libourne...............................	//	//	4	//	//	2	//	6
La Réole..............................	//	4	1	//.	//	//	//	5
Bazas...............	//	1	1	//	//	1	//	4
Blaye.................................	//	2	1	//	//	//	//	3
Lesparre....,.....	//	//	//	//	1	//	2	3
Total de la Gironde.........	1	27	24	2	4	11	8	77
Marmande............................	//	4	2	//	//	//	1	7
Agen.................................	//	//	1	1	//	3	//	5
Villeneuve............................	//	//	4	//	//	//	//	4
Nérac................................	//	2	2	//	//	//	//	4
Total du Lot-et-Garonne...	//	6	9	1	//	3	1	20
Départements étrangers.............	1	2	6	//	//	//	//	9
Total général..................	2	35	39	3	4	14	9	106

L'arrondissement de Bordeaux a fourni à lui seul plus de la moitié des admissions de l'année.

La part si large qui lui est départie est due, nous l'avons déjà dit, à l'influence d'un grand centre de population comme la ville de Bordeaux. Celle-ci a fourni, en effet, 44 admissions sur les 56 qui appartiennent à cet arrondissement. C'est à la même cause que le nombre des aliénées originaires des villes doit de l'emporter sur celui des aliénées venues de la campagne. Nous avons en effet :

Originaires des villes. . . . 68 | Originaires des campagnes. 38

Soit encore par départements :

GIRONDE.		LOT-ET-GARONNE.	
Originaires des villes. . . .	55	Originaires des villes. . . .	8
Id. .des campagnes.	22	Id. des campagnes.	12

Age.

AGE	Monomanie	Lypémanie	Manie	Démence	Idiotie	Folie paralytique	Folie épileptique	TOTAL
Au-dessous de 15 ans...............	"	"	2	"	"	"	"	2
De 15 à 20 ans......................	"	"	2	"	1	"	"	3
De 20 à 25 "	"	2	7	"	"	"	"	9
De 25 à 30 "	"	"	7	"	1	"	2	10
De 30 à 35 "	1	1	7	"	"	4	2	15
De 35 à 40 "	1	4	4	"	"	2	1	12
De 40 à 50 "	"	11	7	1	1	5	3	28
De 50 à 60 "	"	12	1	2	1	1	"	17
De 60 à 70 "	"	4	2	"	"	"	1	7
De 70 et au-dessus................	"	1	"	"	"	"	"	1
Age inconnu	"	"	"	"	"	2	"	2
Total...........................	2	35	39	3	4	14	9	106

De ce tableau il résulte que le plus grand nombre des aliénées admises dans l'année se trouvaient, quant à l'âge, comprises dans les périodes de 40 à 50 ans d'abord, et puis dans celle de 30 à 40 ans.

La considération du même rapport d'âge avec les diverses formes de la folie nous montre le plus grand nombre d'admissions correspondant, pour la lypémanie, à la période de 50 à 60 ans d'abord, et puis à celle de 40 à 50.

Pour la manie, au contraire, c'est à l'âge de 20 à 30, et puis de 30 à 40 ans, que correspond le plus grand nombre des admissions.

Nous n'avons pas eu de paralytiques au-dessous de 30 ans.

État civil.

La considération de l'état civil a donné lieu au relevé suivant :

ÉTAT CIVIL	Monomanie	Lypémanie	Manie	Démence	Idiotie	Folie paralytique	Folie épileptique	TOTAL
Célibataires............................	1	19	19	1	4	3	5	52
Mariées................................	1	14	15	1	"	10	3	44
Veuves.................................	"	2	5	1	"	"	1	9
État civil inconnu	"	"	"	"	"	1	"	1
Total...........................	2	35	39	3	4	14	9	106

C'est-à-dire que, pour les entrées de l'année comme pour le nombre total des aliénées traitées, les célibataires ont été en plus grand nombre que les femmes mariées, et ces dernières plus nombreuses aussi que les femmes veuves.

La proportion des célibataires est de . . . . 49.50 %

Id. des femmes mariées, de . . . . . . 41.59 %

Id. des veuves, de . . . . 8.91 %

Professions.

Les professions qui ont fourni le plus d'admissions en 1862 se classent ainsi par ordre de fréquence :

1º Propriétaires-cultivateurs et gens à gages ;

2º Professions agricoles et professions qui s'occupent d'objets d'habillement ;

3º Marchands au détail ;

4º Filles publiques ;

5º Rentiers.

PROFESSIONS	Monomanie	Typhomanie	Manie	Démence	Idiotie	Folie paralytique	Folie épileptique	TOTAL
Artistes........................	"	"	1	"	"	"	"	1
Rentiers........................	"	3	3	"	"	"	2	8
Propriétaires-cultivateurs	"	8	6	2	"	1	"	17
Négociants en gros...............	"	"	2	"	"	"	"	2
Marchands au détail..............	"	4	6	"	"	2	"	12
Employés.......................	"	"	1	"	1	"	"	2
Objets d'habillement.............	2	4	5	"	"	2	"	13
Ouvriers sur métaux.............	"	"	"	"	"	1	"	1
Gens à gages....................	"	5	8	"	"	1	1	15
Professions agricoles............	"	6	4	"	"	3	"	13
Filles publiques.	"	5	2	"	"	2	"	9
Cantinières.....................	"	"	"	"	"	1	"	1
Prisonnières....................	"	"	1	"	"	"	"	1
Sans profession.................	"	"	"	1	3	"	6	10
Profession inconnue	"	"	"	"	"	1	"	1
Total.....................	2	35	39	3	4	14	9	106

Instruction.

Instruction.

DEGRÉ D'INSTRUCTION	Monomanie	Lypémanie	Manie	Démence	Idiotie	Folie paralytique	Folie épileptique	TOTAL
Sachant lire............................	//	9	9	//	1	2	//	21
Sachant lire et écrire un peu......	//	5	6	//	//	2	1	14
Sachant lire et écrire couramment	//	4	3	//	//	//	//	7
Instruction ordinaire des pensions	2	1	4	//	//	//	2	9
instruction plus élevée...............	//	2	1	//	//	//	//	3
Instruction nulle......................	//	11	12	3	3	6	5	40
Instruction inconnue	//	3	4	//	//	4	1	12
Total............................	2	35	39	3	4	14	9	106

Sous le rapport de l'instruction, nous trouvons 54, ou à peu près la moitié des malades admises dans l'année, qui ont reçu de l'instruction à des degrés divers ; 40 qui n'en avaient pas reçu, et 12 dont l'instruction était inconnue ; ou bien la proportion suivante :

Aliénées ayant reçu de l'instruction. . . . . . . 53.20 %
Aliénées sans instruction . . . . 37.76 %

Il n'est pas inutile de rechercher quelle a pu être, comme prédisposition à l'aliénation mentale, l'influence du tempérament et de la constitution.

Les tempéraments qui nous ont fourni le plus d'aliénées se classent dans l'ordre suivant : tempéraments nerveux, lymphatico-nerveux, bilieux, sanguin, lymphatique, et lymphatico-bilieux.

Nous avons trouvé plus de malades ayant une bonne constitution qu'une constitution faible. Près d'un septième jouissaient d'une constitution robuste.

TEMPÉRAMENTS	Monomanie	Lypémanie	Manie	Démence	Idiotie	Folie paralytique	Folie épileptique	TOTAL
Sanguin....'............................	//	8	1	//	//	2	//	11
Lymphatico-sanguin...............	//	//	12	1	//	7	//	20
Bilieux..................................	//	12	//	//	//	1	2	15
Lymphatico–bilieux.................	1	//	4	//	//	//	2	7
Lymphatique...........................	1	//	4	//	3	//	2	10
Nerveux	//	15	18	2	1	4	3	43
Total........................	2	35	39	3	4	14	9	106

CONSTITUTIONS	Monomanie	Lypémanie	Manie	Démence	Idiotie	Folie paralytique	Folie épileptique	TOTAL
Robuste...........................	"	2	11	"	"	3	"	16
Bonne.............................	2	15	17	2	3	9	4	52
Faible.............................	"	17	11	1	1	2	5	37
Très-faible.......................	"	1	"	"	"	"	"	1
Total........................	2	35	39	3	4	14	9	106

Hérédité.

Nous avons recherché avec le plus grand soin l'influence de l'hérédité ; mais il nous a été impossible, pour les motifs indiqués plus haut, d'avoir des renseignements sur le plus grand nombre des malades. Voici, d'ailleurs, le résultat de nos recherches :

4 avaient eu une aliénée pour mère ;
1 avait eu un aliéné pour père ;
2 avaient eu un frère aliéné ;
1 avait eu une sœur aliénée ;
4 comptaient des aliénés dans l'ascendance collatérale ;
25 n'avaient pas d'antécédents héréditaires.

Nous avons été privés de renseignements sur les 69 aliénées restantes. En d'autres termes, tout renseignement nous a fait défaut sur près des deux tiers des malades admises dans l'année ; et, sur les 37 sur le compte desquelles il nous avait été possible d'en recueillir, 12 seulement se trouvaient sous l'influence de l'hérédité.

Causes déterminantes.

Nous avons également apporté un soin scrupuleux à rechercher les causes déterminantes. Dans près de la moitié des cas, nos recherches ont été infructueuses ; et, dans ceux où il nous a été possible de remonter à la cause probable de la folie, nous avons trouvé que les causes physiques l'emportaient sur les causes morales, comme le démontre le tableau suivant :

	CAUSES DÉTERMINANTES	Monomanie	Lypémanie	Manie	Démence	Idiotie	Folie paralytique	Folie épileptique	TOTAL	
CAUSES PHYSIQUES.	Vice congénital...........................	"	"	"	"	1	"	1	2	
	Passage à la puberté........................	"	"	1	"	"	"	"	1	
	État puerpéral ou période d'allaitement.	"	"	5	"	"	"	"	5	
	Ménopause ou approche de l'âge de retour	"	2	"	"	"	"	"	2	
	Maladies utérines (ulcérations du col)...	"	3	1	"	"	"	"	4	30
	Suppression de vomissem^ts bilieux anciens	"	"	1	"	"	"	"	1	
	Excès alcooliques..........................	"	"	"	"	"	1	"	1	
	Excès vénériens et débauche..	"	2	1	"	"	3	"	6	
	Travail excessif............................	1	"	"	"	"	"	"	1	
	Épilepsie	"	"	"	"	"	"	7	7	
CAUSES MORALES.	Manœuvres magnétiques.....................	"	1	"	"	"	"	"	1	
	Superstition religieuse....................	"	1	"	"	"	"	"	1	
	Chagrins domestiques par { affection.....	"	4	3	"	"	"	"	7	
	{ intérêt........	"	4	2	"	"	"	"	6	25
	Amour contrarié	"	"	3	"	"	"	"	3	
	Impressions vives : frayeur	"	1	1	"	"	"	"	2	
	Revers de fortune..........................	1	"	1	"	"	"	"	2	
	Cécité	"	"	1	"	"	"	"	1	
	Emprisonnement.............................	"	"	2	"	"	"	"	2	
	Causes inconnues...........................	"	17	17	3	3	10	1	51	
	Total...................	2	35	39	3	4	14	9	106	

Influence des saisons sur les admissions.

Les saisons exercent une influence manifeste sur le nombre des admissions. Ce nombre est toujours plus considérable, pour les Asiles du Midi du moins, *dans les saisons de l'année les plus chaudes.* Nous avons eu, en effet, 61 admissions dans le cours des six mois réputés chauds, et 45 seulement pendant les autres mois ; soit encore par saisons :

SAISONS	Monomanie	Lypémanie	Manie	Démence	Idiotie	Folie paralytique	Folie épileptique	TOTAL
Printemps............................	"	11	12	1	1	2	2	29
Été.................................	1	4	15	1	1	5	5	32
Automne.............................	"	11	5	"	1	3	2	22
Hiver	1	9	7	1	1	4	"	23
Total.......................	2	35	39	3	4	14	9	106

Date de la maladie au moment de l'admission.

Il n'est pas nécessaire d'insister pour prouver l'utilité qu'il y a de connaître l'époque à laquelle remonte *l'explosion* de la folie au moment de l'admission. On a, en effet, d'autant plus de chance de guérir, que le début du délire est plus récent. Ici, comme partout ailleurs, l'adage si connu : *Principiis obsta ; serò medicina paratur,* trouve son application. Nous allons donner par formes d'aliénation, le détail de nos recherches à ce sujet :

DATE DE LA MALADIE AU MOMENT DE L'ADMISSION	Monomanie	Lypémanie	Manie	Démence	Idiotie	Folie paralytique	Folie épileptique	TOTAL
Au-dessous de 1 mois...............	"	5	13	"	"	2	2	22
De 1 mois à 2 mois	"	2	4	"	"	1	"	7
De 2 à 3 mois........................	"	3	2	"	"	"	"	5
De 3 à 4 mois........................	"	"	2	"	"	"	1	3
De 4 à 6 mois........................	"	2	2	"	"	"	"	4
De 6 à 9 mois	"	2	2	"	"	"	1	5
De 9 à 12 mois......................	1	1	"	•	"	"	"	2
De 1 an à 2 ans.....................	"	6	2	"	"	1	"	9
De 2 à 5 ans.........................	1	2	1	1	1	1	2	9
Au-dessus de 5 ans	"	3	"	"	3	"	2	8
Date inconnue........................	"	9	11	2	"	9	1	32
Total.................	2	35	39	3	4	14	9	106

Rechutes.

Nous avons dit que nous avions 22 cas de rechute parmi les admissions de l'année. Le nombre de rechutes par forme d'aliénation mentale se trouve indiqué dans le tableau ci-dessous :

NOMBRE DES RECHUTES	Monomanie	Lypémanie	Manie	Démence	Idiotie	Folie paralytique	Folie épileptique	TOTAL
Rechutées pour la 2e fois...........	"	7	9	"	"	"	"	16
Id. pour la 3e fois...........	"	1	3	"	"	"	"	4
Id. pour la 4e fois...........	"	"	1	"	"	"	"	1
Id. pour la 5e fois...........	"	1	"	"	"	"	"	1
Total.................	"	9	13	"	"	"	"	22

Le tableau suivant indique à quelle époque, après leur sortie de l'Asile, a eu lieu la rechute pour ces 22 aliénées :

ÉPOQUE DES RECHUTES	Monomanie	Lypémanie	Manie	Démence	Idiotie	Folie paralytique	Folie épileptique	TOTAL
Rechutées dans le 2e mois après leur sortie de l'Asile..............	"	"	1	"	"	"	"	1
Dans le 8e mois........................	"	1	"	"	"	"	"	1
Dans le 11e mois......................	"	1	1	"	"	"	"	2
Dans le 12e mois........	"	1	1	"	"	"	"	2
Dans la 2e année.....................	"	1	1	"	"	"	"	2
Dans la 3e année.....................	"	2	2	"	"	"	"	4
Dans la 4e année.....................	"	"	1	"	"	"	"	1
Dans la 5e année.....................	"	1	1	"	"	"	"	2
Dans la 7e année.....................	"	1	1	"	"	"	"	2
Dans la 10e année....................	"	"	1	"	"	"	"	1
Dans la 11e année et au-dessus...	"	1	1	"	"	"	"	2
Époque indéterminée.................	"	"	2	"	"	"	"	2
Total........................	"	9	13	"	"	"	"	22

Symptomatologie.

Nous n'avons aucune connaissance des prodromes de la folie chez 57 de nos aliénées admises dans l'année.

14 fois l'explosion du délire a été subite. Cette explosion subite est survenue 4 fois pendant la période puerpérale, et 2 fois elle a été consécutive à une frayeur.

Des céphalalgies persistantes l'ont précédée dans 8 cas.

Dans 5 autres cas, les céphalalgies se sont accompagnées soit de douleurs nerveuses généralisées, soit de douleurs nerveuses localisées sur différents points, mais principalement à l'estomac et dans l'abdomen.

3 fois la folie a succédé à des attaques d'hystérie ;

1 fois à des attaques de nerfs ;

2 fois à des palpitations de cœur accompagnées d'insomnie ;

2 fois à des digestions laborieuses compliquées 1 fois de vertiges ;

2 fois à des vomissements bilieux qui dataient les uns de quinze mois et les autres de quatre à cinq jours seulement ;

1 fois à une épistaxis ; et

1 autre fois à une amaurose.

5

Dans 10 cas seulement, des troubles purement moraux ont été les signes avant-coureurs du délire :

5 fois il a existé une perversion des sentiments affectifs, marchant, dans 1 cas, de pair avec la jalousie ;

2 fois nous trouvons une apathie complète, un dégoût de toutes choses ;

1 fois un sentiment de grande faiblesse ; et

1 autre fois le sentiment de devenir folle ;

1 fois, enfin, nous avons rencontré une curieuse aberration de la sensibilité, qui consistait à faire croire à la malade qu'elle était salie par n'importe quel objet qui la touchait.

Nous pourrions nous dispenser de donner des détails sur le caractère du délire des aliénées admises dans l'année. Elles ont été comprises, en effet, dans le compte-rendu général que nous avons fait des malades traitées pendant l'exercice 1862. Toutefois, nous consacrerons quelques lignes à l'exposition de leurs manifestations délirantes, parce qu'elles nous ont offert quelques particularités dignes d'intérêt, et parce que c'est en isolant ainsi les faits relatifs aux admissions de chaque année qu'on arrive à poser les bases d'une bonne statistique, à avoir des notions sûres, des données exactes sur les faits d'aliénation mentale, un aperçu général de toutes les malades traitées pendant un exercice entraînant forcément des répétitions multipliées.

Le délire des 2 monomaniaques était causé par des hallucinations de l'ouïe chez l'une, et de la vue chez l'autre.

Des 35 lypémaniaques,

11 étaient atteintes de cette forme de folie à l'état de simplicité, si nous pouvons ainsi parler, c'est-à-dire sans tendances bien dessinées, bien prononcées ; la folie consistait en un simple affaissement moral, en une inertie de la volonté, en une tristesse non expliquée.

Chez 13 autres, le motif de la tristesse nous a été également inconnu ; mais il était d'une intensité très-grande, à en juger par les tentatives de suicide, soit directes, soit indirectes (refus des aliments), qu'elles ont faites.

7 étaient poursuivies par l'idée qu'on les persécutait ou qu'on voulait les spolier : 1 de ces malades a refusé longtemps de se nourrir et d'accepter de gré les vêtements de l'Asile, pour n'avoir pas à payer les dépenses qu'on voulait, prétendait-elle, la forcer à faire. Elle a été nourrie pendant plus de trois mois au moyen de la sonde œsophagienne.

Des hallucinations de divers sens avaient été le point de départ du délire chez 7 autres lypémaniaques. Les hallucinations de l'ouïe ont été les plus fréquentes ; elles se sont montrées 6 fois, celles du tact 3 fois, celles de la vue et celles de l'odorat 1 fois.

Chez 7 autres, le délire avait pour objet un sujet religieux : crainte de la damnation chez 2, croyance à la possession démoniaque chez 2 autres, sentiments religieux exagérés et dévotion mal entendue chez 3.

1 de ces malades nous a offert un curieux exemple de folie complexe, avec prédominance de phénomènes cataleptiformes.

5 de ces malades portaient une affection du col de l'utérus.

MANIE. — 1 maniaque, entrée en 1862, n'a pas offert des signes bien évidents d'aliénation mentale dans l'Asile; son séjour parmi nous n'a été que de trois mois.

2 étaient atteintes de manie intermittente, et 2 autres de manie raisonnante.

15 ont présenté la forme maniaque avec une expression des plus exagérées; 4 de ces dernières étaient devenues folles à la suite de couches.

4 étaient atteintes de demi-agitation, de turbulence. Ici encore nous comptions 1 manie puerpérale, et 1 cas de manie à la suite d'une cécité amaurotique.

Chez 11, le désordre était mental bien plus que somatique; elles étaient habituellement calmes, mais il surgissait de temps à autre des excitations passagères avec actes désordonnés. Le moment de ces désordres coïncidait avec le temps de la menstruation.

Chez 6 d'entre elles, l'état d'hystérisme était des plus manifestes. Une de ces dernières malades, âgée de 42 ans, n'avait jamais été menstruée; elle était mariée, et n'avait pas eu d'enfants.

5 enfin nous ont offert un délire purement intellectuel, sans presque aucune participation de désordres corporels; mais le délire était très-étendu.

Sur les 106 admissions de 1862, nous avons eu 14 folies paralytiques, proportion qui représente à peu près le septième des admissions. Nous avons déjà dit que le nombre des paralytiques et leur proportion relativement aux admissions augmente d'année en année.

Sur ces 14 paralytiques, 6 étaient affectées de délire triste, 5 de délire gai; 3 n'ont pas présenté de manifestations psychiques bien tranchées. La pupille gauche était plus dilatée que la pupille droite chez 4.

Des 9 épileptiques, 3 étaient sujettes à des accès d'agitation intermittente, 3 à une irritation à peu près continuelle, et 3 autres étaient dans un état de démence complète. Une de ces épileptiques, rabougrie, rachitique, ayant les membres du côté droit atrophiés, contracturés, articulant avec la plus grande peine quelques sons, nous fut amenée dans un état avancé de grossesse, la donna naissance à un garçon qui paraissait assez fortement constitué.

Curabilité.

Sur les 106 malades admises dans l'année, 50 nous ont paru avoir des chances de guérison : c'étaient 20 lypémaniaques et 30 maniaques. Le reste était incurable.

Sorties.

Il y a eu, sans compter les décès, 51 sorties en 1862. 29 malades sont sorties complètement guéries ; 10 autres avec les bénéfices d'une amélioration assez prononcée pour pouvoir jouir d'ores et déjà de la liberté et de la vie commune au sein de leur famille : c'est dans ce milieu que la guérison s'est achevée.

Le tableau suivant fera connaître à quelle forme de manie appartiennent ces sorties :

CAUSES DES SORTIES	Monomanie	Lypémanie	Manie	Démence	Idiotie	Folie paralytique	Folie épileptique	TOTAL
Par guérison	"	10	18	"	"	"	1	29
Par amélioration	"	7	3	"	"	"	"	10
Par transfèrement	"	"	1	"	"	"	"	1
Pour autres causes	2	6	2	"	"	1	"	11
Total	2	23	24	"	"	1	1	51

La sortie par guérison qui figure à la colonne de la folie épileptique a trait à une malade épileptique de longue date, et qui nous avait été conduite pour être traitée d'un accès de manie. Elle a été guérie de son accès de manie, et rendue à sa famille.

En examinant les sorties par guérison dans leurs rapports avec la population totale d'abord, puis avec les admissions de l'année et avec le nombre des aliénées présumées curables, nous trouvons les résultats suivants :

1º La proportion de 1 guérison sur 17.96, eu égard au nombre total des aliénées traitées dans l'année ;

2º La proportion de 1 guérison sur 3.65 aliénées, eu égard aux admissions de l'année ;

3º La proportion de 1 guérison sur 2.86 aliénées, eu égard aux aliénées présumées incurables.

Si, au contraire, nous ajoutons aux sorties par guérison celles qui ont eu lieu pour cause d'amélioration très-prononcée, et il est bien permis de le faire, puisque aucune de ces malades ne nous est revenue, nous avons des rapports bien plus favorables :

1º Le rapport de 1 guérison sur 13.36 aliénées traitées dans l'année ;

2º Le rapport de 1 guérison sur 2.72 aliénées admises dans l'année ;

3º Le rapport de 1 guérison sur 1.28 aliénées présumées curables.

13 guérisons complètes et 7 améliorations prononcées étaient fournies par les aliénées admises dans l'année.

Origine des aliénées sorties par guérison ou amélioration.

Nous avons indiqué en temps et lieu les sources diverses de provenance des aliénées traitées dans notre Asile en 1862. Il est juste d'examiner quelle part chacune de ces sources a eue dans l'effectif des guérisons.

29 de ces guérisons ou améliorations appartiennent au département de la Gironde, 8 au département de Lot-et-Garonne, et 2 à des départements étrangers. Le nombre total des aliénées appartenant à la Gironde ayant été de 352, nous avons la proportion de 1 guérison sur 12.14 aliénées. Les admissions de l'année s'étant élevées pour ce même département à 77, nous trouvons la proportion de 1 guérison sur 2.65 aliénées admises dans l'année.

Le nombre total des malades du Lot-et-Garonne ayant été de 85, et le chiffre des guérisons ou améliorations de 8, il en résulte une proportion de 1 guérison sur 10.62 aliénées traitées, et de 1 guérison sur 2.50 aliénées admises dans l'année, ces dernières ayant été au nombre de 20.

Le tableau suivant montrera la provenance par départements et arrondissements des malades sorties guéries ou améliorées :

PROVENANCE	Monomanie	Lypémanie	Manie	Démence	Idiotie	Folie paralytique	Folie épileptique	TOTAL
GIRONDE.								
Arrondissement de Bordeaux......	"	8	14	"	"	"	1	23
Bordeaux (ville)...................	"	(7)	(12)	"	"	"	"	(19)
Arrondissement de Blaye..........	"	2	1	"	"	4	"	3
Id. de Bazas	"	1	"	"	"	"	"	1
Id. de La Réole	"	1	"	"	"	"	"	1
Id. de Lesparre......	"	1	"	"	"	"	"	1
LOT-ET-GARONNE.								
Arrondissement d'Agen	"	2	2	"	"	"	"	4
Id. de Marmande....	"	"	"	"	"	"	"	"
Id. de Nérac..........	"	1	2	"	"	"	"	3
Id. de Villeneuve	"	"	1	"	"	"	"	1
Départements étrangers	"	1	1	"	"	"	"	2
Total général...............	"	17	21	"	"	"	1	39

De ces 39 malades sorties par guérison où amélioration, 28 étaient originaires des villes, et 11 des campagnes ; 17 étaient de placement volontaire, et 22 de placement d'office. Le nombre des placements volontaires ayant été de 147, ce genre de placement a fourni 1 guérison sur 8.64, et 1 guérison sur 2.35 placements volontaires de l'année, ces derniers s'étant élevés au chiffre de 40.

Le nombre total des placements d'office ayant été de 374, ce genre de placement a fourni 1 guérison sur 17 aliénées ; il a donné 1 guérison par 3 aliénées sur le nombre des admissions d'office de l'année, ces dernières s'étant élevées à 66.

Ajoutons que 33 de ces malades sorties n'avaient été traitées qu'une seule fois dans un Asile ; que les 6 autres y étaient entrées plus d'une fois pour cause de rechute.

Les tableaux suivants indiqueront l'âge et la profession des aliénées sorties pour guérison ou amélioration :

AGE	Monomanie	Lypémanie	Manie	Démence	Idiotie	Folie paralytique	Folie épileptique	TOTAL
De 15 à 20 ans................ ...	"	"	1	"	"	"	"	1
De 20 à 25 ans................	"	1	8	"	"	"	"	9
De 25 à 30 ans................	"	"	2	"	"	"	"	2
De 30 à 35 ans................ ...	"	1	5	"	"	"	1	7
De 35 à 40 ans................	"	2	"	"	"	"	"	2
De 40 à 50 ans................	"	6	3	"	"	"	"	9
De 50 à 60 ans................	"	6	2	"	"	"	"	8
De 60 à 70 ans................	"	1	"	"	"	"	"	1
Total................	"	17	21	"	"	"	1	39

PROFESSIONS	Monomanie	Lypémanie	Manie	Démence	Idiotie	Folie paralytique	Folie épileptique	TOTAL
Religieuses	"	1	"	"	"	"	"	1
Artistes........................	"	"	1	"	"	"	"	1
Rentiers........................	"	3	"	"	"	"	1	4
Négociants.....................	"	"	1	"	"	"	"	1
Marchands au détail..	"	"	3	"	"	"	"	3
Propriétaires-cultivateurs.........	"	2	4	"	"	"	"	6
Professions agricoles	"	3	1	"	"	"	"	4
Gens à gages....................	"	2	4	"	"	"	"	6
Objets d'habillement.............	"	4	5	"	"	"	"	9
Ouvriers sur métaux.............	"	"	1	"	"	"	"	1
Portiers........................	"	1	"	"	"	"	"	1
Sans profession.................	"	1	1	"	"	"	"	2
Total................	"	17	21	"	"	"	1	39

Sur ce nombre de sorties, nous comptions 16 célibataires, 19 femmes mariées, et 4 veuves.

Dans le tableau suivant, la saison de la sortie est mise en regard de la saison d'entrée pour les 39 aliénées sorties guéries ou améliorées :

SAISONS	ENTRÉES	SORTIES
Au printemps.............................	11	6
En été..	13	12
En automne...........................	10	14
En hiver	5	7
Total...............................	39	39

Début de l'aliénation au moment de l'entrée.

On trouvera ci-dessous la durée de l'aliénation, au moment de leur entrée dans l'Asile, des malades sorties guéries ou améliorées :

DURÉE DE L'ALIÉNATION AU MOMENT DE L'ENTRÉE	Monomanie	Lypémanie	Manie	Démence	Idiotie	Folie paralytique	Folie épileptique	TOTAL
Au-dessous de 1 mois...............	"	"	6	"	"	"	1	7
De 1 mois à 2 mois...................	"	5	5	"	"	"	"	10
De 2 à 3 mois...........................	"	2	"	"	"	"	"	2
De 4 à 6 mois...........................	"	2	"	"	"	"	"	2
De 1 an à 2 ans.......................	"	1	2	"	"	"	"	3
5 ans et au-dessus..................	"	1	"	"	"	"	"	1
Époque inconnue......................	"	6	8	"	"	"	"	14
Total...............................	"	17	21	"	"	"	1	39

Pour le plus grand nombre de ces aliénées, le début de l'aliénation ne remontait pas au delà de six mois, ce qui constituait déjà une circonstance heureuse pour la guérison. Nous allons voir que la durée du traitement a été en quelque sorte corrélative de la durée de l'aliénation au moment de l'entrée; d'où il ressortira qu'il y a d'autant plus de chances de guérir l'aliénation mentale, que celle-ci est commencée à être traitée à une époque plus rapprochée de son début :

DURÉE DU TRAITEMENT	Monomanie	Lipémanie	Manie	Démence	Idiotie	Folie paralytique	Folie épileptique	TOTAL
Au-dessous de 1 mois............	"	2	"	"	"	"	1	3
De 2 à 3 mois......................	"	5	1	"	"	"	"	6
De 3 à 4 mois......................	"	"	6	"	"	"	"	6
De 4 à 6 mois......................	"	4	6	"	"	"	"	10
De 6 à 9 mois......................	"	2	3	"	"	"	"	5
De 9 à 12 mois....................	"	1	"	"	"	"	"	1
De 1 an à 2 ans...................	"	1	1	"	"	"	"	2
De 2 à 5 ans...........	"	2	3	"	"	"	"	5
5 ans et au-dessus	"	"	1	"	"	"	"	1
Total........................	"	17	21	"	"	"	1	39

Les malades guéries se trouvaient dans les conditions suivantes de tempérament et de constitution :

TEMPÉRAMENT	Monomanie	Lipémanie	Manie	Démence	Idiotie	Folie paralytique	Folie épileptique	TOTAL
Sanguin................................	"	"	6	"	"	"	"	6
Lymphatico-sanguin	"	"	4	"	"	"	"	4
Bilieux................................	"	5	1	"	"	"	1	7
Lymphatico-bilieux	"	1	2	"	"	"	"	3
Nerveux	"	7	3	"	"	"	"	10
Lymphatique..........................	"	4	5	"	"	"	"	9
Total..........................	"	17	21	"	"	"	1	39

CONSTITUTION	Monomanie	Lipémanie	Manie	Démence	Idiotie	Folie paralytique	Folie épileptique	TOTAL
Robuste................................	"	5	3	"	"	"	"	8
Bonne.................................	"	5	14	"	"	"	1	20
Faible.................................	"	7	4	"	"	"	"	11
Total..........................	"	17	21	"	"	"	1	39

Les tableaux suivants indiquent les conditions d'hérédité et de curabilité qui pesaient sur ces aliénées :

HÉRÉDITÉ	Monomanie	Lypémanie	Manie	Démence	Idiotie	Folie paralytique	Folie épileptique	TOTAL
Père aliéné.............................	"	"	1	"	"	"	"	1
Mère aliénée............................	"	1	1	"	"	"	"	2
Frère aliéné.............................	"	1	"	"	"	"	"	1
Ascendance collatérale aliénée ...	"	1	"	"	"	"	"	1
Parents non aliénés..................	"	3	6	"	"	"	"	9
Absence de renseignements........	"	11	13	"	"	"	1	25
Total.....................	"	17	21	"	"	"	1	39

CAUSES DÉTERMINANTES		Monomanie	Lypémanie	Manie	Démence	Idiotie	Folie paralytique	Folie épileptique	TOTAL
CAUSES PHYSIQUES	Épilepsie......................................	"	"	"	"	"	"	1	1 } 11
	État puerpéral.............................	"	1	4	"	"	"	"	5
	Ulcération du col utérin.................	"	4	"	"	"	"	"	4
	Suppression de vomissements bilieux.	"	"	1	"	"	"	"	1
CAUSES MORALES	Revers de fortune........................	"	"	2	"	"	"	"	2 } 14
	Chagrins domestiques.	"	3	3	"	"	"	"	6
	Amour contrarié..........................	"	"	1	"	"	"	"	1
	Émotions morales vives..................	"	"	2	"	"	"	"	2
	Dévotion exagérée........................	"	1	"	"	"	"	"	1
	Claustration...............................	"	"	2	"	"	"	"	2
	Causes inconnues...........................	"	8	6	"	"	"	"	14
	Total.........	"	17	21	"	"	"	1	39

La folie avait eu une explosion subite chez 11 de ces malades ; elle était arrivée lentement et progressivement chez 1 autre ; chez 4 elle avait été précédée d'une très-grande activité, d'un état habituel d'hystérisme joint à des modifications du caractère et à la prodigalité. Chez 6, nous avons trouvé des perversions du moral portant principalement sur les sentiments affectifs. Des hallucinations diverses avaient été les premiers symptômes révélateurs de la folie, qui avait été précédée, dans 2 autres cas, par des céphalalgies persistantes. Nous manquons de renseignements sur le début de l'aliénation des 9 autres malades.

Quant aux symptômes de la folie confirmée, nous trouvons :

Chez les lypémaniaques,

4 fois un simple affaissement physique et moral ;
5 fois un état de lypémanie excitée ;

6

2 cas de démonomanie ;

1 cas de curieuse perversion de la sensibilité ;

5 cas d'hallucination.

Chez les maniaques,

8 cas de très-grande agitation ou de manie dans ce qu'elle peut présenter de plus aigu ;

2 cas de surexcitation ou d'exaltation ;

5 cas d'incohérence dans les idées, avec loquacité et excitations passagères ;

2 cas de taciturnité violente ;

2 cas d'accès intermittents.

1 autre malade, atteinte, d'après les renseignements qui nous ont été fournis, d'accès réguliers de surexcitation, n'a éprouvé rien de semblable pendant la durée de son séjour à l'Asile.

La malade épileptique qui figure parmi les guérisons est sortie guérie d'un violent accès de manie dont elle avait été prise.

Mortalité.

La mortalité a été peu considérable en 1862. Elle s'est élevée seulement au chiffre de 30 décès ; encore comprenons-nous, dans ce nombre, deux cas de mort par accident : un premier cas occasionné, chez une épileptique, par une congestion cérébrale que nous attribuons à un décubitus dorsal prolongé, et rendu nécessaire pour le traitement d'une fracture de jambe ; le deuxième cas ayant trait à une aliénée qui nous arriva avec un arrachement à peu près complet de la langue, et avec un commencement d'emphysème de la gorge. La malade succomba cinq heures après son entrée à l'Asile. Cette mort ne devrait pas, à proprement parler, compter dans le relevé de nos décès.

La proportion des décès n'a été que de 5.76 p. 100, ou de 5.57 p. 100, si on en défalque ce dernier décès. Depuis 1854, elle n'était descendue aussi bas qu'une seule fois. Une telle mortalité aurait d'autant plus lieu de nous surprendre, que nous avions un grand nombre de vieilles démentes, et un nombre assez considérable de paralytiques. Mais, précisément à raison de cette dernière circonstance, nous devons craindre que ce qui a été en défaut cette année-ci ne se reporte en excès sur la mortalité de l'année 1863. Ces craintes se trouvent, jusqu'à un certain point, justifiées par le nombre déjà considérable des décès des six premiers mois de cet exercice (35 décès).

Le tableau suivant indique, en regard du chiffre de la population, le nombre des décès de 1854 à 1863, avec leur proportion respective pour chacune de ces années :

ANNÉES	MALADES TRAITÉES	DÉCÈS	PROPORTION %
1854	322	45	13.79 % ou 1 sur 7.15 aliénées
1855	321	43	13.43 % " 1 " 7.46 id.
1856	369	40	10.84 % " 1 " 9.225 id.
1857	429	36	8.39 % " 1 " 11.92 id.
1858	427	24	5.62 % " 1 " 17.79 id.
1859	473	35	7.39 % " 1 " 13.51 id.
1860	487	32	6.57 % " 1 " 15.22 id.
1861	514	44	8.56 % " 1 " 11.68 id.
1862	521	30	5.76 % " 1 " 17.37 id.

En considérant le nombre des décès fournis séparément par les placements d'office, par les placements volontaires, ainsi que par les admissions de l'année, on trouve les rapports suivants :

PLACEMENTS	MALADES TRAITÉES	DÉCÈS	PROPORTION %
Volontaires....................	147	6	4.08 % ou 1 sur 24.50 aliénées
D'office.............................	374	24	6.41 % " 1 " 15.58 id.
Admissions de 1862............ ...	106	5	4.72 % " 1 " 21.20 id.

Nos décès se répartissent de la manière suivante, quant à la forme de l'aliénation mentale :

Lypémanie	8
Manie	3
Démence	5
Imbécillité-idiotie	1
Folie paralytique	9
Folie épileptique	4
Total	30

On trouve pour chaque forme d'aliénation les proportions suivantes :

FORMES D'ALIÉNATION	MALADES TRAITÉES	DÉCÈS	PROPORTION %
Lypémanie...............	107	8	7.46 % ou 1 sur 13.375 lypémaniaques
Manie.....................	130	3	2.30 % " 1 " 43.33 maniaques
Démence...............	143	5	3.49 % " 1 " 28.60 démentes
Imbécillité–idiotie...........	57	1	1.75 % " 1 " 57 imbéciles et idiotes
Folie paralytique............	36	9	25 % " 1 " 4 paralytiques
Folie épileptique	43	4	9.30 % " 1 " 10.75 épileptiques

Les formes qui ont fourni proportionnellement le plus de décès sont donc, suivant l'ordre de fréquence, la folie paralytique, la folie épileptique, et la lypémanie.

Les tableaux suivants indiqueront l'âge, l'état civil, la profession, les causes prédisposantes et déterminantes de l'aliénation, ainsi que sa durée au moment du décès, et le nombre des journées de présence, pour les décédées de chacune des formes d'aliénation :

AGE	Monomanie	Lypémanie	Manie	Démence	Idiotie	Folie paralytique	Folie épileptique	TOTAL
De 30 à 35 ans.................................	"	1	"	"	"	2	1	4
De 35 à 40 ans.................................	"	"	"	"	"	1	2	3
De 40 à 50 ans.................................	"	1	"	2	"	3	1	7
De 50 à 60 ans.................................	"	2	2	2	"	2	"	8
De 60 à 70 ans.................................	"	4	1	"	"	1	"	6
70 ans et au-dessus.....................	"	"	"	1	1	"	"	2
Total...................	"	8	3	5	1	9	4	30
ÉTAT CIVIL								
Célibataires.......	"	3	1	"	1	2	3	10
Mariées....................................	"	3	2	"	"	5	"	10
Veuves.....................................	"	2	"	5	"	2	1	10
Total...................	"	8	3	5	1	9	4	30
PROFESSIONS								
Sages–femmes...............	"	"	1	"	"	"	"	1
Graveurs....................................	"	1	"	"	"	"	"	1
Marchands au détail..................	"	"	"	"	"	1	"	1
Propriétaires-cultivateurs...........	"	1	1	2	"	"	"	4
A reporter...............	"	2	2	2	"	1	"	7

PROFESSIONS (Suite)	Monomanie	Lypémanie	Manie	Démence	Idiotie	Folie paralytique	Folie épileptique	TOTAL
Report....................	//	2	2	2	//	1	//	7
Objets d'habillement............	//	1	1	//	//	2	//	4
Gens à gages...............	//	2	//	//	1	5	1	9
Ouvriers agricoles................	//	1	//	1	//	1	//	3
Filles publiques...............	//	//	//	1	//	//	//	1
Autres professions............	//	1	//	//	//	//	//	1
Sans profession	//	1	//	1	//	//	3	5
Total............	//	8	3	5	1	9	4	30

CAUSES PRÉDISPOSANTES								
Issues d'une mère aliénée............	//	1	//	//	//	//	//	1
Id. de parents non aliénés.............	//	1	//	//	//	2	//	3
Id. de parents sans renseignements............	//	6	3	5	1	7	4	26
Total............	//	8	3	5	1	9	4	30

CAUSES DÉTERMINANTES								
CAUSES PHYSIQUES { Onanisme et abus vénériens............	//	//	//	1	//	//	//	1 } 5
Épilepsie............	//	//	//	//	//	//	4	4
CAUSES MORALES { Chagrins domestiques............	//	1	//	//	//	3	//	4 } 6
Frayeur	//	2	//	//	//	//	//	2
Causes inconnues............	//	5	3	4	1	6	//	19
Total............	//	8	3	5	1	9	4	30

DURÉE DE L'ALIÉNATION AU MOMENT DU DÉCÈS								
Moins de 1 mois............	//	1	//	//	//	//	1	2
De 8 à 9 mois............	//	//	//	1	//	//	//	1
De 10 à 11 mois............	//	1	//	//	//	//	//	1
De 15 à 16 mois............	//	//	//	//	//	1	//	1
De 16 à 17 mois.	//	1	//	//	//	//	//	1
De 17 à 18 mois............	//	//	1	//	//	1	//	2
De 19 à 20 mois............	//	//	//	//	//	1	//	1
De 22 à 23 mois............	//	//	//	//	//	1	//	1
De 23 à 24 mois............	//	//	//	1	//	//	//	1
De 24 à 25 mois............	//	1	//	//	//	2	//	3
De 27 à 28 mois............	//	//	//	1	//	//	//	1
De 29 à 30 mois............	//	//	//	1	//	//	//	1
De 39 à 40 mois............	//	//	//	//	//	1	//	1
De 41 à 42 mois............	//	//	1	//	//	//	//	1
De 43 à 44 mois............	//	//	1	//	//	//	//	1
6 ans.......	//	2	//	//	//	//	//	2
14 ans............	//	1	//	//	//	//	//	1
Depuis la naissance............	//	//	//	//	//	//	2	2
Durée inconnue............	//	1	//	1	1	2	1	6
Total............	//	8	3	5	1	9	4	30

Le nombre des journées de présence à l'Asile a été :

1º De 8198 pour les 8 lypémaniaques décédées; soit, en moyenne, 1012 jours 25 centièmes pour chaque lypémaniaque.

2º De 3121 pour les 3 maniaques décédées; soit, en moyenne, de 1040 jours 33 centièmes pour chacune d'elles.

3º De 4017 pour les 5 démentes décédées; soit, en moyenne, de 803 jours 40 centièmes pour chacune d'elles.

4º De 6029 pour 1 imbécile décédée; soit, en moyenne, de 6029 jours.

5º De 5112 pour les 9 paralytiques décédées; soit, en moyenne, de 568 jours pour chacune d'elles;

6º De 3910 pour les 4 épileptiques décédées; soit, en moyenne, de 977 jours 50 centièmes pour chacune d'elles.

En recherchant les décès par mois, les causes et la durée de la maladie qui a provoqué la mort, nous avons trouvé les résultats suivants :

DÉCÈS PAR MOIS	Monomanie	Lypémanie	Manie	Démence	Idiotie	Folie paralytique	Folie épileptique	TOTAL
Janvier	//	//	//	//	1	2	//	3
Février	//	1	1	//	//	1	1	4
Mars	//	1	1	1	//	1	//	4
Avril	//	3	//	//	//	//	//	3
Mai	//	//	//	1	//	//	1	2
Juin	//	//	//	//	//	1	//	1
Juillet	//	1	1	//	//	1	1	4
Août	//	//	//	1	//	//	1	2
Septembre	//	1	//	//	//	1	//	2
Novembre	//	//	//	2	//	2	//	4
Décembre	//	1	//	//	//	//	//	1
Total	//	8	3	5	1	9	4	30

DÉCÈS PAR SAISONS	Monomanie	Lypémanie	Manie	Démence	Idiotie	Folie paralytique	Folie épileptique	TOTAL
Printemps	//	3	1	1	//	2	1	8
Été	//	1	1	1	//	2	3	8
Automne	//	2	//	2	//	2	//	6
Hiver	//	2	1	1	1	3	//	8
Total	//	8	3	5	1	9	4	30

CAUSE DU DÉCÈS	Monomanie	Lypémanie	Manie	Démence	Idiotie	Folie paralytique	Folie épileptique	TOTAL
Congestion cérébrale	"	"	"	"	"	"	1	1
Hémorrhagie cérébrale	"	"	1	"	"	"	"	1
Ramollissement cortical du cerveau	"	"	"	"	"	8	"	8
Ramollissement général du cerveau	"	"	"	2	"	"	"	2
Péricardite	"	1	"	"	"	"	"	1
Hypertrophie du cœur	"	"	"	"	"	"	1	1
Id. avec anévrisme et ossification de l'aorte	"	"	"	1	"	"	"	1
Épanchement pleurétique { séreux	"	"	"	1	"	"	"	1
Épanchement pleurétique { purulent	"	1	"	"	"	"	"	1
Hépatisation pulmonaire	"	"	"	"	"	1	"	1
Phthisie pulmonaire	"	2	2	1	"	"	"	5
Ramollissement de la muqueuse stomacale	"	"	"	"	1	"	"	1
Id. inflammatoire de la muqueuse intestinale	"	"	"	"	"	"	1	1
Diarrhée chronique des aliénés	"	3	"	"	"	"	"	3
Décès par inanition	"	1	"	"	"	"	"	1
Décès par arrachement de la langue (1)	"	"	"	"	"	"	1	1
Total	"	8	3	5	1	9	4	30

(1) Cette aliénée avait été déposée dans les cellules provisoires de l'hôpital Saint-André de Bordeaux. C'est là qu'elle arracha et qu'elle mâchonna sa langue ; elle ne vint à l'Asile que pour y mourir quelques heures après.

Les affections organiques qui ont occasionné le plus de décès sont donc :

1° Le ramollissement de la substance grise du cerveau, soit dans près du tiers des cas ;

2° La tuberculisation pulmonaire, soit dans le sixième des cas ;

3° La diarrhée chronique des aliénés, soit dans le dixième des cas.

DURÉE DE LA MALADIE / CAUSE DU DÉCÈS	Monomanie	Lypémanie	Manie	Démence	Idiotie	Folie paralytique	Folie épileptique	TOTAL
Moins de 1 jour	"	"	"	"	"	"	1	1
2 jours	"	"	"	"	"	"	1	1
8 jours	"	"	"	"	"	1	"	1
13 jours	"	"	1	"	"	"	"	1
15 jours	"	1	"	"	"	"	"	1
25 jours	"	1	"	"	"	"	"	1
30 jours	"	"	"	"	"	"	1	1
A reporter	"	2	1	"	"	1	3	7

DURÉE DE LA MALADIE CAUSE DU DÉCÈS (Suite)	Monomanie	Lypémanie	Manie	Démence	Idiotie	Folie paralytique	Folie épileptique	TOTAL
Report............	"	2	1	"	"	1	3	7
45 jours.................................	"	1	"	"	"	"	"	1
2 mois..................................	"	"	"	1	"	"	"	1
3 mois..................................	"	1	"	1	"	"	"	2
4 mois..................................	"	1	"	"	"	"	"	1
5 mois..................................	"	1	"	"	"	"	"	1
6 mois..................................	"	"	1	"	"	"	"	1
3 ans	"	2	"	"	"	"	"	2
Durée indéterminée.................	"	"	1	3	1	8	1	14
Total.........................	"	8	3	5	1	9	4	30

Dans le tableau suivant, nous allons faire connaître en détail, et dans chaque forme de folie, les lésions pathologiques que nous a révélées l'examen des cadavres.

Nous avons fait 27 autopsies; les 3 qui n'ont pas été autorisées se rapportaient à 2 paralytiques et à 1 démente.

LÉSIONS PATHOLOGIQUES	Monomanie	Lypémanie	Manie	Démence	Idiotie	Folie paralytique	Folie épileptique	TOTAL
HABITUDE EXTÉRIEURE.								
Maigreur du cadavre.....................	"	8	2	2	1	9	2	24
Embonpoint...............................	"	"	1	1	"	"	1	3
Coloration plus ou moins ictérique.............	"	1	"	1	"	"	"	2
Œdème des malléoles....................	"	2	"	1	"	"	"	3
Ecchymoses spontanées autour des malléoles...	"	1	"	"	"	"	"	1
Eschares au sacrum.....................	"	"	"	1	"	6	"	7
TÊTE.								
Cuir chevelu.								
Épaississement du cuir chevelu...............	"	"	"	"	"	1	"	1
Id. de la boîte crânienne.............	"	"	"	"	"	1	"	1
Ecchymoses au vertex...................	"	1	"	"	"	"	"	1
Dure-mère.								
Adhérences de la dure-mère au crâne.............	"	1	"	"	"	1	"	2
Id. id. au cerveau..........	"	"	"	"	"	1	"	1
Ecchymoses de la dure-mère................ ...	"	"	"	1	"	"	"	1
Épaississement de la dure-mère	"	"	"	1	"	"	"	1
Rides ou froncement de la dure-mère.............	"	"	"	2	"	8	"	10

LÉSIONS PATHOLOGIQUES	Monomanie	Lypémanie	Manie	Démence	Idiotie	Folie paralytique	Folie épileptique	TOTAL
Membranes internes.								
Ecchymoses	"	"	"	"	"	1	1	2
Couche de sérosité mousseuse	"	2	"	"	"	"	"	2
Infiltration de sérosité gélatiniforme	"	"	"	2	1	2	"	5
Exsudations plastiques	"	"	"	"	"	2	"	2
Pâleur des membranes	"	1	"	"	"	"	"	1
Injection des membranes	"	2	1	"	1	4	1	9
Adhérences	"	"	"	"	"	2	"	2
Épaississement	"	"	"	1	"	2	"	3
Friabilité	"	1	"	1	"	2	"	4
Épanchement de sérosité	"	6	"	2	1	6	3	18
Couche corticale.								
Pâleur	"	1	"	"	"	"	"	1
Ramollissement plus ou moins généralisé	"	"	"	1	1	7	1	10
Corps striés.								
Ramollissement	"	"	"	"	"	1	"	1
Ventricules.								
Injection	"	1	"	"	"	"	"	1
Hémorrhagie	"	"	1	"	"	"	"	1
Empreintes ou sillons dépressifs	"	1	"	"	"	"	"	1
Plexus choroïdes.								
Kystes	"	"	"	2	"	1	"	3
Corps calleux.								
Ramollissement	"	1	"	2	"	2	"	5
Substance blanche.								
État sablé	"	"	1	"	"	2	"	3
Ramollissement partiel	"	2	"	"	1	"	1	4
Cerveau proprement dit.								
Ramollissement général	"	3	"	1	"	"	"	4
Augmentation de densité ou induration	"	1	"	"	"	"	"	1
Cervelet.								
État poisseux	"	"	"	"	"	1	"	1
Substance grise, ramollissement partiel	"	1	"	"	"	1	"	2
Id. id. général	"	"	"	"	"	"	1	1
Substance blanche, ramollissement partiel	"	"	"	"	"	1	"	1
Artères de la base du crâne.								
Concrétions	"	"	"	"	"	"	1	1

7

LÉSIONS PATHOLOGIQUES	Monomanie	Lypémanie	Manie	Démence	Idiotie	Folie paralytique	Folie épileptique	TOTAL
POITRINE.								
Plèvres.								
Adhérences...	//	2	1	//	1	1	1	6
Inflammation.................................	//	2	//	1	//	//	//	3
Épanchement séreux....................	//	3	//	//	//	//	//	3
Id. purulent............................	//	//	//	1	//	//	//	1
Exsudations plastiques....	//	3	//	//	//	//	//	3
Abcès enkystés sur le diaphragme................	//	1	//	//	//	//	//	1
Poumons.								
Emphysème..............................	//	1	//	//	//	//	//	1
Ratatinement d'un poumon............................	//	1	//	//	//	//	//	1
Hyperhémie hypostatique.....	//	2	//	1	1	//	//	4
Tubercules................	//	3	2	2	1	2	//	10
Points gangréneux.	//	//	//	//	//	//	1	1
Péricarde.								
Adhérences au cœur....................	//	//	//	//	1	//	//	1
Inflammation............................	//	1	//	//	//	//	//	1
Épanchement séreux....................	//	2	//	//	//	//	//	2
Cœur.								
Infiltration du tissu graisseux..................	//	//	1	//	//	//	//	1
Hypertrophie..............................	//	1	//	1	1	//	1	4
Diminution de volume..........................	//	1	//	//	//	1	1	3
Flaccidité de son tissu.................	//	1	//	2	//	1	//	4
Dilatation du cœur gauche.....	//	//	1	//	//	//	//	1
Rétrécissement de la cavité gauche................	//	2	//	//	//	//	//	2
Inflammation de la séreuse du cœur droit......	//	1	//	//	//	1	//	2
Id. id de l'artère pulm^re..	//	//	//	//	//	1	//	1
Ossification des orifices et des valvules aortiques.	//	//	//	1	//	//	//	1
Présence de caillots sanguins......................	//	2	//	//	//	//	//	2
Id. id. fibrineux	//	1	//	1	1	//	//	3
Aorte.								
Ossification de la crosse....................	//	//	//	//	//	//	1	1
Dilatation de la crosse.............................	//	//	//	//	//	1	//	1
Ossification de l'aorte généralisée..................	//	//	//	1	//	//	//	1
Anévrisme de l'aorte ventrale.......................	//	//	//	1	//	//	//	1
ABDOMEN.								
Péritoine.								
Épanchement de sérosité...........................	//	//	1	//	//	//	//	1

LÉSIONS PATHOLOGIQUES	Monomanie	Lypémanie	Manie	Démence	Idiotie	Folie paralytique	Folie épileptique	TOTAL
Estomac.								
Augmentation de volume.............................	//	//	//	1	//	//	//	1
Amincissement des parois............................	//	//	//	1	//	//	//	1
Diminution de capacité................................	//	1	//	//	//	//	//	1
Épaississement considérable du pylore............	//.	//	1	//	//	//	//	1
Emphysème de la muqueuse........................	//	1	//	//	//	//	//	1
Ulcération superficielle de la muqueuse..........	//	1	//	//	//	//	//	1
Ramollissement de la muqueuse....................	//	//	//	1	//	//	1	2
Végétations pédiculées sur la muqueuse..........	//	1	//	//	//	//	//	1
Intestins.								
Distension par des gaz.............................. ...	//	//	//	1	//	1	//	2
Amincissement des parois..........................	//	1	//	//	//	//	//	1
Injection de la muqueuse	//	2	//	//	//	3	//	5
Inflammation	//	3	//	3	//	//	2	8
Ulcérations	//	3	2	4	1	2	//	12
Rétrécissement du rectum...........................	//	1	//	//	//	//	//	1
Hypertrophie de la tunique fibreuse...............	//	1	//	//	//	//	//	1
Végétations sur la muqueuse.......................	//	1	//	//	//	//	//	1
Foie.								
Augmentation de volume.............................	//	1	//	1	//	//	//	2
Congestion partielle	//	1	//	//	//	//	//	1
Congestion générale	//	//	//	//	//	//	1	1
État lardacé partiel	//	1	//	//	//	//	//	1
Ramollissement de son tissu	//	//	//	1	//	//	1	2
Flaccidité du tissu........	//	//	//	//	//	1	//	1
Gros calculs dans la vésicule	//	1	//	//	//	//	//	1
Rate.								
Augmentation de volume.............................	//	1	//	//	//	//	1	2
Id. de densité	//	1	//	//	//	//	//	1
Ramollissement de son tissu	//	1	//	1	//	//	//	2
Flaccidité du tissu....................................	//	//	//	//	//	1	//	1
Calculs (gros comme une noisette)...............	//	1	//	//	//	//	//	1
Reins.								
Le gauche de 1/3 plus volumineux.................	//	//	//	//	//	1	//	1
Vessie.								
Hypertrophie des vaisseaux péritonéaux	//	1	//	//	//	//	//	1
Épaississement des parois............................	//	//	//	//	//	1	//	1
Dilatation considérable...............................	//	//	//	1	//	//	//	1

LÉSIONS PATHOLOGIQUES	Monomanie	Lypémanie	Manie	Démence	Idiotie	Folie paralytique	Folie épileptique	TOTAL
Ovaires. Kystes....................................	"	"	"	"	"	"	1	1
Trompes. Dilatation considérable d'une trompe..............	"	"	"	"	"	"	1	1
Ligaments larges. Foyer purulent..........................	"	1	"	"	"	"	"	1
Matrice. Bilobée...................................	"	"	"	"	"	"	1	1

Maladies incidentes ou intercurrentes.

Nous n'avons pas à nous plaindre de l'état sanitaire en 1862. Nous avons eu 2870 journées d'infirmerie ou de traitement à répartir entre 131 malades, ce qui donne une moyenne de 21.90 journées de traitement pour chacune de ces aliénées, et une moyenne de 7.86 aliénées traitées journellement pour des maladies incidentes.

Les affections que nous avons eu à traiter en plus grand nombre étaient sous la dépendance d'une constitution médicale catarrhale ou bilieuse qui a régné dans notre Asile pendant une grande partie de l'année. Elles consistaient en embarras gastriques simples ou accompagnés de fièvre, en bronchites, en diarrhées, et en quelques cas de dyssenterie.

Dans tous ces cas, l'état de la langue était profondément saburral, et l'affection a été ou guérie ou avantageusement modifiée par les évacuants, vomitifs éméto-cathartiques ou purgatifs. 4 cas d'érysipèle, 3 de la face et 1 du pied ont subi cette même influence.

Nous allons donner ici le tableau des affections intercurrentes, avec le nombre, par forme d'aliénation mentale, des aliénées qui en ont été atteintes, et avec le nombre, en regard, des jours de traitement pour chaque genre d'affection :

MALADIES INCIDENTES	Monomanie	Lypémanie	Manie	Démence	Idiotie	Folie paralytique	Folie épileptique	TOTAL	NOMBRE de journées de traitement
Tête.									
Anthrax du sourcil	"	"	"	1	"	"	"	1	6
Herpes labialis	"	"	1	"	"	"	"	1	5
Fluxion à la joue	"	"	1	"	"	"	"	1	3
Erysipèle de la face	"	1	"	"	"	"	"	1	8
Id. traumatique	"	"	"	"	"	1	"	1	10
Id. phlycténoïde de la face	"	"	"	1	"	"	"	1	5
Ulcération de la bouche	"	"	"	1	"	"	"	1	30
Conjonctivite	"	"	"	1	"	"	"	1	52
Id. avec œdème des paupières	"	"	"	"	2	"	"	2	31
Congestion cérébrale	"	1	1	"	"	3	"	5	32
Hémorrhagie cérébrale	"	"	"	4	"	"	"	4	111
Cou.									
Angine tonsillaire	"	"	1	"	"	"	"	1	5
Poumons et plèvres.									
Hémoptysie	"	"	1	"	"	"	"	1	2
Bronchite simple	1	3	2	6	2	"	"	14	249
Pneumonie	"	1	2	3	"	1	"	7	49
Phthisie	"	1	1	3	"	"	"	5	510
Épanchement pleurétique	"	"	"	"	"	"	"	1	83
Cœur.									
Péricardite	"	1	"	"	"	"	"	1	21
Battements nerveux du cœur	"	1	"	"	"	"	"	1	16
Estomac.									
Embarras gastriques	"	8	4	7	3	2	"	24	221
Gastrite	"	"	"	1	"	"	"	1	5
Ramollissement de la muqueuse de l'estomac	"	"	"	2	"	"	"	2	184
Intestins.									
Diarrhée	1	5	6	5	1	1	"	19	294
Dyssenterie	"	"	2	2	1	"	"	5	34
Membres.									
Douleurs rhumatoïdes	"	1	"	1	"	"	"	2	12
Contracture des jambes	"	"	1	"	"	"	"	1	1
Plaie scrofuleuse du coude	"	"	"	"	1	1	"	2	135
Érysipèle du pied	"	1	"	"	"	"	"	1	6
Foulure du pied	"	"	1	"	"	"	"	1	3
Fracture de jambe	"	"	"	"	"	"	1	1	22
Abcès sous le talon	"	"	"	"	"	1	"	1	5

MALADIES INCIDENTES	Monomanie	Lypémanie	Manie	Démence	Idiotie	Folie paralytique	Folie épileptique	TOTAL	NOMBRE de journées de traitement
Utérus.									
Pertes utérines............................	"	2	2	1	"	"	"	5	216
Affections de la peau.									
Zona.......................................	"	"	"	1	"	"	"	1	6
Prurigo de l'anus et de la vulve..........	"	"	"	1	"	"	"	1	60
Éruptions syphilitiques....................	"	"	"	"	"	2	"	2	105
Courbature.................................	"	3	2	4	"	"	"	9	114
Dépérissement, marasme nerveux........	"	1	"	"	"	"	1	2	213
Enfantement...............................	"	"	1	"	"	"	"	1	6

Le Rapport que l'on vient de lire a été rédigé en exécution des articles 64 et 65 du Règlement de service intérieur. Les faits et les observations qui lui servent de base ont été recueillis, sous ma direction, avec autant d'intelligence que de zèle, par mon excellent confrère M. le docteur Dubiau, médecin-adjoint de l'Asile, et par M. Capdeville, élève interne. Un pareil travail n'intéresse que par le nombre et par l'exactitude des faits comparés. Nous espérons que cet intérêt ne lui manquera pas.

Le Médecin en chef

BAZIN.

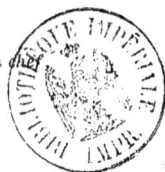

Bordeaux. — Imprimerie générale d'EMILE CRUGY, rue et hôtel Saint-Siméon, 16.